ザ・ベーシック・サイコロジー

著 大石武信 T-time 心理ラボ代表 公認心理師

The Basic Psychology

はじめに一本書のコンセプト

　心理学というとみんなはどのような印象を持っているだろうか？おそらく多くの人がカウンセリングや心理療法などをイメージするだろう。もちろんそれは間違いではない。ただし，カウンセリングや心理療法は心理学の幅広い領域の一部でしかない。心理学の学問的な定義を紹介すると，「人間の行動と行動に影響を及ぼす要因の研究」となる。言葉としては難しく感じるかもしれないが，簡単に言えば，人間が存在するところは全て心理学の研究対象になるということ。

　看護は人間が人間に行う援助である。近年は「チーム医療」という言葉を医療現場で使用することが増えた。対象である患者の理解だけではなく，自分自身についての理解と，周囲の状況を適切に判断したうえで，ほかのスタッフとしっかり情報共有を行わなければ「チーム医療」として機能しない。

　先ほど紹介した心理学の定義のように，人間が存在するところは全て研究対象となり，それを全部扱うには膨大な労力と時間がかかる。看護教育における心理学は，多くの場合1年次前期に基礎科目的の位置づけがされている。これは，人間そのものの理解と基本を学び，後に続く専門科目の学習に役立つようにという意図があろう。

　本書では，15回30時間の講義用に，人間理解そのものに役立つ「パーソナリティ」，看護の領域にもつながる「発達」の2領域に比重を置きながら，「人間のリズム」・「学習」・「記憶」・「欲求と動機」・「コミュニケーション」と幅広い内容を含め全15章とした。これは，看護のほかの科目や看護師国家試験にも役に立つだけでなく，日常生活にも応用することができるようにとの視点から構成しているためである。本文には当然専門的な内容を多く含んでいるが，コラムを入れて，普段の生活で抱きやすい素朴な疑問を解説することで日常生活にも心理学的観点を身に付けられるようにしてある。

　本書を使用する教員は，このまま15章を順番通りに使用するもよし，必要な部分だけを使用して自分なりのアレンジを行うもよしとさまざまな使い方をして欲しい。

　最後に，看護学校で心理学を教える仕事を始めた最初の時期からお世話になり，この本を書くきっかけを作って下さった日本大学医学部附属看護専門学校の木根久江先生，いつもかゆい所に手が届くような的確なアドバイスを頂いたサイオ出版の平山雅嗣氏の両名には感謝してもしきれません。記してその謝意をお伝えできればと思います。

2022年4月　埼玉より
T-time 心理ラボ代表　公認心理師　大石　武信

第7章 記憶

第8章 発達（1） 発達の研究法と発達理論

第9章 発達（2） 各発達段階 胎児期・乳児期

第1章 人間のリズム

　人間はさまざまな周期のリズムを体内に持っている。そのリズムとはどのようなもので，そのリズムが崩れた時に心身にどのような影響があるのかを知ることにより，自分自身と患者の特徴を理解することができるようになることを目指す。また，この章で扱う内容を自分自身が実践することにより，心身の健康維持・促進に役立てるようにする。

第1章のポイント
- ● サーカディアン・リズム（概日リズム）
- ● 睡眠周期

1．サーカディアン・リズム

　さて，1日は何時間でしょう？そう24時間。なぜ？昔の人が決めたから。つまり生活のパターンは1日24時間周期である。その一方，脳のないゴールデンブラウン藻にも1日の周期があり，24.8時間周期である。この24.8時間は月の1周（赤道上の月の出から月の出）する時間である。

　人間においても普段意識することはないが，体温は朝方4時ごろが最も低く，夕方4時ごろが最も高いといった周期があり，尿の生産は夜少ないなども周期で変化する。このような**約1日を周期とするリズム**を⇒**サーカディアン・リズム（概日リズム）**という。サーカはラテン語で「だいたい」，ディアンは英語の「day」になり，そのまま約1日（概日）という意味になる。体内時計とも表現される。

　このリズムは，その人の住む環境の明暗周期や生活探求と同調している。

もし環境サイクル情報を一切遮断して，今何時なのか，あるいは今昼なのか夜なのかすら分からないようにしてしまうと，人間もゴールデンブラウン藻のように約25時間周期に近くになる（メカニズムについてはこの章の終わりで説明）。それを普通の社会生活をするために毎日少しずつ修正している。

　体内時計を環境サイクルに同調できる幅は，個人差は大きいがおおむね1日当たり3時間程度とされる。これを越えると**時差症状**（じさしょうじょう）(jet lag syndrome)，いわゆる時差ボケが出る。具体的な症状としては，睡眠障害，日中の眠気，作業能力の低下，疲労感，意欲減退，頭重感（ずじゅう），胃腸障害，食欲低下，いらいらなどがあげられる。ヨーロッパ（極端な遅寝遅起き：位相後退を強制）やアメリカ（極端な早寝早起き：位相前進を強制）に旅行に行った人ならば体感としてイメージしやすいと思う。この乱れを修正するには1～2週間ほど必要になる。オリンピックやサッカーワールドカップのように世界のあちらこちらから出場選手がいる場合に，この時差症状による体調不良やパフォーマンスの低下などが問題となるので，そういった観点からの観戦も面白さを増やす一因になる。

　このようなワールドワイドなテーマでなくても，病院や工場など8時間勤務3交代のように24時間体制の所は多くある。このような職場環境では，勤務時間帯の回転，交替時間の回転などにより時差ぼけの連続状態となる。人によってはリズム位相の修正のための再適応のチャンスがなかなか来ないことになる。それによって心身の疲労，労働効率の低下，ヒューマンエラーの原因ともなりうる。

　この夜勤などの昼夜逆転生活に適応することが難しいのは，周囲の環境や社会環境は同じままで，個人の生活時間だけを変えるのが根本原因である。

2．ウルトラディアン・リズム

　次に1日に何回もあるリズムを**ウルトラディアン・リズム**（ultradian rhythm)という。

　ウルトラ（ultra）とは，「超」という意味で1日1回よりも多く出現する周期のリズムである。その代表としては，約90分周期の**睡眠周期**があげられる。

　この睡眠の周期は，浅い睡眠時に多く見られる**レム**（REM:Rapid Eye Movement）**睡眠**と，深い睡眠時に多く見られる**ノンレム**（non-REM）**睡**

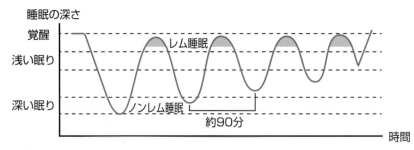

図1-1　睡眠のリズム

眠が特徴的である。

　レム睡眠は，閉じた目の瞼越しに眼球の動きが観察できることからその名がついた。そして，レム睡眠の途中に起きると夢を覚えていることが多いのも特徴である。一方，ノンレム睡眠時に起こされても夢を覚えていることはほぼない。イメージとしては，「レム睡眠は頭が起きていて体が寝ている状態」，「ノンレム睡眠は頭も体も寝ている状態」と考えると分かりやすい。

　では，なぜこのように睡眠にリズムがあり，わざわざ頭を起こす必要があるのだろう？これについては完全に解明されたわけではない。しかし，分かっていることとして，レム睡眠中にその日に入れた情報を整理して，すでに持っている情報との関連付けを行うためではないかと考えられている（**図1-1**）。

　これは勉強にも活用できることで，基本は「覚えたら寝る。覚える前に寝たら諦める」ということになる。また，第6章の学習や第7章の記憶とも関連している内容になる。

3．インフラディアン・リズム

　1日よりも長いリズムもあり，**インフラディアン・リズム**（infradian rhythm）という。

　インフラ（infra）とは「下位」という意味で1日1回より数が少なく周期が長いというリズムである。代表的なものとしては，月経やリスの冬眠などがあげられる。

　女性の基礎体温測定を毎日同じ時間に行うように指示されるのは，最初に出てきたサーカディアン・リズムとこのインフラディアン・リズムの要因が

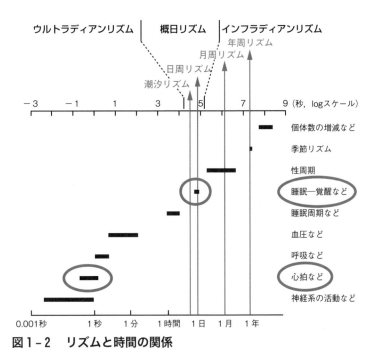

図1-2　リズムと時間の関係

（富岡憲治・沼田英治・井上愼一　共著：時間生物学の基礎、p.17、図3-1　生命現象にみられるいろいろな周期性、裳華房、2003から改変）※1

混ざってしまうことを避けるためである。（**図1-2**）

　この体内時計の中枢は**視交叉上核**である。この視交叉上核へ光刺激が届かない（加えて時間認知できない）生活をすると（睡眠・覚醒）リズムが崩れる。その乱れを光を感じることにより体内時計を24時間周期に補正している。

　「寝る子は育つ」と表現されるが，脳下垂体から分泌される成長ホルモンは夜間の分泌が多い。成長ホルモンの分泌が悪くなると，コレステロールが増える・心筋梗塞や狭心症の危険の増大・糖尿病になりやすい・内臓脂肪が増え肥満症になる・筋肉量が低下する・疲れやすくなる・皮膚がカサカサになって薄い感じになるなど多くの代謝機能に障害が出る。病院勤務などで，長期間にわたって深夜業務をしていると乳がんの発症率が高くなるという研究もある。※2

　また意外と思われることでは，睡眠相後退症候群が不登校の大きな原因の１つになっており，不登校の原因として「生活リズムの乱れ」（小学生26％、中学生26％）があげられている（文部科学省、令和２年度不登校児童生徒の実態調査 結果の概要）。※3

　このようにいろいろあるリズムが崩れるとさまざまな問題が出てくることが理解できるだろう。

課題とか、試験勉強を夜遅くまでやることが多くて、どうしてもリズムが乱れがちになってしまいます。リズムを修正する何か良い方法はありますか？

このリズムを修正するために最も効果が高いのは「朝に太陽光（強い光）を浴びる」こと！　このことにより体内時計をリセットすると共に，夜に眠くなるようになり，規則正しい生活につながる。そのことは心身の健康の維持や促進になることをしっかりと頭に刻み込んでおくこと！

参考・引用文献
※1　富岡憲治・沼田英治・井上愼一 共著、時間生物学の基礎、裳華房、2003
※2　Schernhammer ES, Kroenke CH, Laden F, Hankinson SE. Night work and risk of breast cancer. Epidemiology. 2006；17（1）：108—11
※3　https://www.mext.go.jp/content/20211006-mxt_jidou02-000018318-2.pdf　2022年2月10日検索

第2章 パーソナリティ

　パーソナリティとは人格，性格，気質などいろいろと表現されることがある。人間理解を進める際に最も直接的に判断する指標となることも多い。普段の日常生活でもよく使われるために，間違った解釈をしてしまい，上手な関わり方が出来なくなる危険も持ち合わせている。そこで，パーソナリティとはどのようなものかを理解し，自己理解・他者理解に役立てていく能力を身につけることを目的とする。

第2章のポイント
- ● パーソナリティの定義
- ● 遺伝的要因，環境的要因，主体的要因

1．パーソナリティの定義

　パーソナリティの学問的な定義の1つに、G. W. オルポート（1937）[※1]による「個人の内にあって，その個人に特徴的な行動や思考を決定する心理的物理的体系の力学的体制である」がある。また，英語の **"Personality"** の語源は，ギリシャ・ローマ時代の演劇で使われていた仮面をペルソナと呼び，それが英語化したものである。その演劇の中で，俳優の演じる役割を意味することから，ある特徴をもった人という意味にも使用されるようになっていった。このパーソナリティと，冒頭に述べた人格，性格，気質について考えてみる。

　まず**人格**について考えてみる。Personality を「人格」と訳すことが多いが，我々が日常「人格」という語を使用する際には，例えば「あの人は人格

者だ」などのように道徳的・倫理的価値が含まれることが多い。しかし，G. W. オルポートの学問的定義には価値的なものは含まれていない。そこで，日常で使う「人格」と心理学で使う「人格」では，ニュアンスの違いから誤解を招く可能性が出てきてしまう。

次に人格と似たような語の**性格**について考えてみる。ここでもニュアンスの問題が出てくる。英語の **"character"** に対して「性格」をあてはめることが多い。character は，ギリシャ語で「刻み込まれたも」のという意味が由来になっており，転じて標識や特性といった意味も持つようになっていった。先ほどの Personality の語源と比較してみると、役割から転じた言葉と、刻むから転じた言葉で、微妙なニュアンスの違いが出てくる。また、character の学問的定義は「個人における感情及び意志の比較的恒常的な反応総体」となり，情意的あるいは意志的行動様式の特徴という面を強調する傾向がある。しかし，この情意的や意志的行動様式といった知能を含むか含まないかという基準も研究者により立場が異なり，character を「性格」にあてはめる対訳はあいまいである。

もう１つ **"temperament"** という語も使用される。これが**気質**という語になる。気質は，個人の情緒的反応の特徴を指すことが多い。

このように，パーソナリティを表現する語は，英語でも日本語でもいくつかある。精神医学の診断においても，WHO 作成の「ICD（国際疾病分類）」の "Personality Disorder" の日本語訳では，従来から使用されていた ICD-10（国際疾病分類第10版）では「人格障害」と漢字の「人格」が使用されていたが，2022年１月に発効された ICD-11では「パーソナリティ症」とカタカナの「パーソナリティ」が使用されている。

そこで本書では主に「パーソナリティ」のカタカタ表記を使用していく。しかし，研究者が主張している理論の説明の為には，その研究者の使用している語も使用することになるので，それを含めて理解を進めてほしい。

2．パーソナリティに関連する要因

まずは**遺伝的要因**と**環境的要因**の研究をいくつか紹介する。**ゴルトン**[※2]（ダーウィンのいとこ）の家系的研究では，優れた才能をもつ家系を調べて一般人と比較した結果，「才能は遺伝により規定される」とした。また，ゴ

ルトンは劣っているとされる一族の研究も行い，同様に遺伝により規定されるとした。（表2-1）

表2-1　ゴルトンによるジューク家9代2,820人の調査結果

犯罪者	アルコール中毒者	売春婦	自活不能者
171人	282人	277人	366人

ただしこの調査結果は，かなり特殊な才能や犯罪傾向を対象としていることと，遺伝的要因と環境的要因の分離が困難なことから，遺伝だけで説明することは難しい。

歴史的な流れを見ると，1920年代の心理学研究では，アメリカを主流とする**行動主義**的な考え方と，フロイトを祖とする**精神分析**的な考え方が勢力を争っていた。**行動主義**は第6章で取り上げる「**学習**」の理論を表現する語の1つで，「我々の行動は全て経験することによって身に付く」という立場である。

一方**精神分析**は，幼児体験を重視し，「幼児期に経験した辛い思いを心的外傷（トラウマ）と呼びその克服を目指す」という立場のものである。

この2つは一見相反する立場のように見えるが，どちらも**環境的要因を重要視**するという共通点がある。

環境的要因の影響が大きいとする行動主義の立場から，1920年代〜1980年代にミネソタツインズ研究が行われた。これは遺伝情報が同一である約1,000組の一卵性双生児を60年間縦断的に研究（同一の対象者からデータを取る方法。第8章「発達（1）」で詳しく説明）したものである。研究の仮説としては，「例え遺伝情報が同一でも60年間それぞれ別の経験を積むことによって似ていない」ことを証明するためであった。しかし結果として，パーソナリティだけでなく，興味，職業選択，配偶者選択などにおいても類似していた結果が見出された。そのために**遺伝的要因の影響が大きいことを再認識**することになった。

このミネソタツインズ研究が一段落したのが，1980年代ということで時代的に遺伝子研究もかなり進んでいた。そこでその面での研究報告も多く出てきた。

3．パーソナリティと遺伝的要因

（1）外向性

　外向性に関して2つの研究結果を紹介する。この研究で使用されている相関係数とは，全く同じ傾向であれば1.0，全く無関係であれば0.0の数値の範囲で表されるものである。数値が高ければ相関が高い＝関連が強いことを示してる。（**表2-2，表2-3**）

表2-2　Floderus-Myrhed et al.（1980）[3]の12,777組の双生児研究の相関係数

・一卵性双生児	0.51
・二卵性双生児	0.21

表2-3　Martin & Jardine（1986）[4]の2,903組の双生児研究の相関係数

・一卵性双生児	0.52
・二卵性双生児	0.17

　以上の2つの研究結果から，一卵性双生児の相関係数の方が二卵性双生児の相関係数より高く，外向的か内向的かという向性には遺伝的要因が絡んでいることが指摘される。これについては，外向性に強く関係すると考えられている新奇性を好むドーパミン遺伝子 (D4) の配列タイプと関連があるのではないかとの指摘がされている（Benjamin, et al., 1996)[5]。

（2）神経症傾向

　神経症傾向についても同様に先ほどの2つの研究結果を紹介する。（**表2-4，表2-5**）

表2-4　Floderus-Myrhed et. al.（1980）の12,777組の双生児研究

・一卵性双生児	0.50
・二卵性双生児	0.23

表2-5　Martin & Jardine（1986）の2,903組の双生児研究

・一卵性双生児	0.50
・二卵性双生児	0.23

　こちらもやはり一卵性双生児の相関係数の方が二卵性双生児の相関係数より高く，神経症傾向にも遺伝的要因が絡んでいることが指摘された。

（3）活動性

　活動性についても双生児研究により，「せっかち」なのか「のんびり」なのかという心的活動性には遺伝が強く関与していることが指摘されている（詫摩，1967）[6]。このことから，活動性にも遺伝的要因が関与している可能性がある。

　以上のようにパーソナリティの遺伝的要因については，さまざまな指摘がされている。現時点でかなり科学的に証明されているのは，セロトニントランスポーター（5-HTT）の配列と神経症傾向である（Lesch, et. al., 1996）[7]。この配列パターンが ℓ / ℓ の組み合わせの人に比べて，s／sやs／ℓ（sはShort，ℓはLong）の人は神経症傾向（不安やうつ傾向を含む）が高いとされる。21歳から26歳の間で起こりうるライフイベントにより，26歳でうつになった人の割合を比較すると，s配列の人はℓ配列の人に比べて大うつの経験者が多い。これは，各自がいろいろと体験するライフイベントのとらえ方に違いがあるせいではないかと考えられている。

4．パーソナリティ形成の主体的要因

　パーソナリティ形成には，遺伝的要因・環境的要因という受動的なものだけではなく，自らの意志によって一定の方向に形成していくという，**主体的要因**（能動的）もある。

　この立場を説明するために**フランクル，V.E**[8]を紹介する。フランクルは，**実存分析**という心理療法の提唱者で，自身がナチスの強制収容所に収容された経験も踏まえ，「人間には身体的，心理的および社会的側面に立ち向かう側面があり，それこそが人間を特徴づける能力である」とした。これ

は，パーソナリティを主体的に形成していく自由をもち，責任を持つことを意味しており，この主体的な自己形成の表れが**アイデンティティ（自我同一性）**の探求とつながる。自己のアイデンティティを意識するようになり，行動に一貫性が出てくる。これがパーソナリティ形成の**主体的要因**といえるだろう。なお，「アイデンティティ」については第11章「発達（4）」で詳しく扱う。

パーソナリティの形成には，遺伝的要素と環境的要素がとっても影響しているんですね

それと主体的に行動を変化させることもあるってことだね。

そうだね。常にその意識をもって自分を理解し，他人を理解しようとすることにより，相手を客観的に理解できる。それが必要な援助を行うことにつながるものだと肝に銘じておこう！

参考・引用文献

※1　Allport, G. W. (1937) Personality: A psychological interpretation. Henry Holt and　Campany. (G.W. オールポート (著), 詫摩 武俊・青木 孝悦・近藤 由紀子・堀 正 (訳) (1982) パーソナリティ―心理学的解釈　新曜社.

※2　Galton, F. (1884) Measurement of character. Fortnightly Review.

※3　Floderus-Myrhed, Birgitta Pedersen, Nancy Rasmuson, Ingrid. Assessment of heritability for personality, based on a short-form of the Eysenck Personality Inventory: A study of 12,898 twin pairs. Behavior Genetics 10(2):153-62.

※4　Martin, N. G. Jardine. R. (1986) Eysenck's Contributions to Behaviour Genetics. In S. Modgil & C. Modgil (Eds), Hans Eysenck: Consensus And Controversy 1st Edition. Routledge.

※5　Benjamin, J., et.al. Population and familial association between the D4 dopamine receptor gene and measures of Novelty Seeking. Nature Genetics 12(1), 81-4, 1996.

※6　詫摩武俊、性格はいかにつくられるか、岩波新書、1967.

※7　Lesch, K. P. et.al., Association of anxiety-related traits with a polymorphism in the　serotonin transporter gene regulatory region. Science 274(5292):1527-31. 1996.

※8　Frankl, V. E. (2002)、池田香代子訳、夜と霧 (新版)、みすず書房.

第3章 パーソナリティの分類法⑴類型論

　この章では，パーソナリティの理解のための分類法として，古くからある類型論を紹介する。人間一人ひとりは，個性的で異なる特徴であるものの，多くの人を見ていると何となく"似ている人達"が存在していることに気がつく。その"似た人達"でいくつかのグループを作り，タイプに分けていく考え方を類型論という。

　この類型論の考え方の最大のメリットは，全体像が分かりやすいこと。デメリットはその反対で細かい部分が分からないことになる。また，科学的に実証できないこともデメリットに含まれる。類型論的な考え方は非常に古くからあり，全部を取り上げることはできない。そこで，考え方が特徴的なものや看護のほかの科目や領域に関連しているものを紹介する。[※1]

第3章のポイント

● ガレノス.Cの四気質論（よんきしつろん）
● クレッチマー.Eの類型論
● シェルドン.W.Hの類型論
● シュプランガー.Eの生活探求による分類
● ユング.C.Gの分析心理学的類型論

1．ガレノス．Cの四気質論

　ヒポクラテスの体液論（人体が血液，粘液，黄胆汁，黒胆汁からなるとする説）に基づき，４種の体液のうち特に多く含まれているものが気質の特徴を決めるとした。（**表3−1**）

表3-1　ガレノスの四気質論の分類

多血質（たけつしつ）：陽気で気が変わりやすい。現実的。	
胆汁質（黄胆汁質）（おうたんじゅうしつ）：短気で怒りやすく，行動は敏速だが長続きしない。	
憂鬱質（黒胆汁質）（ゆううつしつ）（こくたんじゅうしつ）：細かいことにこだわり，心配性である。陰気。	
粘液質（ねんえきしつ）：冷静でいられる。動作はのろいが長続きする。	

　このガレノスの理論に科学的根拠はない。ではなぜ紹介したのかについては２つのポイントがある。１つは現代心理学の父と呼ばれる**ヴント，W**に引き継がれたこと。ヴントは，それまで物理学や化学の一分野とされていた心理学を，ライプチヒ大学に心理学実験室を作ることで独立させた人である。元々個人差の研究を行っていたが，その過程で「個人を理解するにはその人が所属する集団を理解できなければならない」と思うようになり，集団を扱う研究を過去にさかのぼって調べて行き，ガレノスの理論にたどり着いたわけである。

　もう１つはヒポクラテス，ガレノス達が主張していたことが現代に通じるからである。

　ヒポクラテスは，「**神聖なる病（てんかん）**は，神々の起こす病気に反対し，狂気の原因は胆力にある」とし，精神障害は病気であるという診断をしていた。また，健康とは，肉体と精神の両方のバランスが保たれていることとしていた。

　ガレノスは，「**精神機能は脳を中心**とする」という学説を当時唱えていた。現代では，精神疾患は脳の神経伝達物質の伝達の不具合が関係していることがわかってきているものの，いまだにその発症のメカニズムが完全には解明されていない。中世のヨーロッパにおいては，精神疾患は「**神様が治せないもの**」という扱いを受けており，その理由を「悪霊や魔女」にあるからだとして，**宗教裁判**を行っていた。例えば，いわゆる幻覚妄想状態という精神的に状態の悪い人がいた場合，**病人ではなく罪人**として扱われた。その判断が下ると罪人のあかしとして，鎖を縛り付けるといった処遇が普通であった。その間違った扱いが修正されたのはフランス革命の時期である。1793年にビセートル病院長のピネル.P が鎖から解放したことが象徴としてあげられる。

　このように長きに渡った誤解のはるか以前から，現代では当たり前のことをヒポクラテス，ガレノスは主張していた。

2．クレッチマー．Eの類型論

　ドイツの精神医学者クレッチマー（1956）[※2] は初め精神疾患と体型とのあいだに関連があるとした（**表3-2**）。

表3-2　クレッチマーの精神疾患と体型の分類

・気分障害（躁うつ病）＝肥満型

・統合失調症（精神分裂病）＝細長型

　はじめはこの2つであったが，のちに精神疾患には**てんかん**，体型には**闘士（筋骨）型**とその他を増やし3つに分類した（**表3-3**）。

表3-3　クレッチマーの精神疾患と体型の関連

精神疾患・体型	肥満型	細長型	闘士（筋骨）型	その他
気分障害（躁うつ病）	64.60%	19.20%	6.70%	9.50%
統合失調症（精神分裂病）	13.70%	50.30%	16.90%	19.10%
てんかん	5.50%	25.10%	28.90%	40.50%

　さらに発病前の性格や血縁者の性格を調べたところ健常者でも関連があると発展させた（**表3-4**）。

表3-4　クレッチマーの体型と性格の関連

・肥満型に多く見られるもの⇒**循環気質（同調性気質）**

・細長型に多く見られるもの⇒**統合失調気質（内閉性気質）**

・闘士（筋骨）型に多く見られるもの⇒**粘着気質（てんかん気質）**

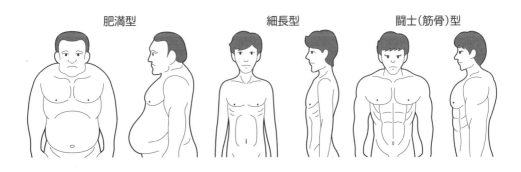

肥満型　　　　　細長型　　　　　闘士（筋骨）型

先にも述べたように精神疾患の発症メカニズムは今でも完全には解明されていない。当然クレッチマーの時代にはほとんど不明であった。それでも一定数は必ず発症してしまう。また，体型にも太った人や痩せた人が一定数存在する。このことをクレッチマーは「どちらもその人の素質が関与する」と考えた。そこで，目に見える体型の分類・理解ができれば，目に見えない精神疾患の分類・理解ができるのではないかということから，クレッチマーはこのような理論に行きついたと考えられる。

3．シェルドン.W.Hの類型論

体型の違いを**発生学的観点**から分類した理論で，**生まれる前にもパーソナリティ形成の要因がある**，という視点を持ち込んだことがポイントである（表3-5）。

表3-5　シェルドンの分類[※3]

・内胚葉型：内胚葉から発生する消化器官が著しく発達⇒肥満型 　⇒内臓型気質：社交的，享楽的，愛情に富む，反応が遅い 　**→困ったときに人を求める**
・中胚葉型：中胚葉から発生する骨，筋肉，血管などが著しく発達⇒筋骨型 　⇒身体的気質：活動的，闘争的で精力的，冒険好き 　**→困ったときに活動を求める**
・外胚葉型：外胚葉から発生する皮膚や神経組織が著しく発達⇒細長型 　⇒頭脳型気質：非社交的，人間嫌い 　**→困ったときに孤独を求める**

このシェルドンの理論も科学的根拠はない。紹介した理由は，第2章で触れたように，心理学の歴史では生まれたあとの"環境的要因"が重視されていた時代があった。その中において，"生まれる前"にもパーソナリティに関連する要因があるのではないかという視点を持ち込んだことが特徴となっているからである。

4．シュプランガー.Eの生活探求による分類

シュプランガーは，日常生活においてその人が重視しているものによる分

表3-6 シュプランガーの生活探求による分類[4]

理論型：真理の追究に特に興味を持つ人（学者，理論家）	
経済型：利益の追求に重点を置く人（実業家，経済人）	
審美型：美的価値の追求に興味を持つ人（芸術家）	
社会型：他人を愛し，他人のために奉仕しようとすることに重点を置く人（社会事業家）	
権力型（政治型）：権力による支配に興味を持つ人（政治家）	
宗教型：宗教的価値，聖なるものを追求することに興味をもつ人（宗教家）	

類を行い，それを**生活探求**と呼び，6つに分類した。

5．ユング．C．Gの分析心理学的類型論

　ユングは，人間の中に基本的な心的エネルギー**（リビドー：libido）**があるとした。このリビドーが外界に向いている人を**外向型**，自己の内面に向いている人を**内向型**とした。

①外向型：迎合的。一見打ち解けた気さくな態度。どんな状況にも容易に適応。くよくよしない。自信家。未知の状況に飛び込む。

②内向型：躊躇しやすい。反省しがち。引っ込み思案。人見知りする。受け身。自分を陰のほうにおいて周囲を疑い深く観察する。

　また，この2つの向性に加えて4つの**心的機能**を設定した。心的機能とは，状況が変わっても原則として変わらない一定の心の活動様式で，心的エネルギーの発現形式のこと。簡単に言えば，最初にどこにエネルギーを向けるのかという考え方。

表3-7 ユングの心的機能の分類[5]

①**思考**（thinking）：固有の原則に従って与えられた表象内容に概念的なつながりをもたらす機能	
②**感情**（feeling）：与えられた内容について受け入れられるか否かという一定の価値判断をする機能	
③**感覚**（sensation）：生理的刺激を知覚に介入する機能	
④**直観**（intuition）：事物そのものよりも，その背後に存在する可能性を知覚する機能	

　この心的機能の違いにより，例えば春先に燕が飛んでいるのを見た時に，

「春が来たなあ」と思う人とか「格好いいなあ」と思う人の違いが出ることになる。

　「向性」②×「心的機能」④＝８つの基本類型に分類するのがユングの類型論になる。とはいえ，心的機能はその機能を最終的にはすべて使用することになるので，きっちりと分類することも困難ではある。ユング自身も自分のことを「内向型―思考型」あるいは「内向型－直観型」としている。

　ここまで，代表的なものや特徴があるもの，看護に関連があるものを紹介してきた。最初にも述べたように，類型論は，全体像をつかむには便利な分類方法である。一方，細かい部分が分かりにくい面があるので，その細かい部分を理解する方法を次章で説明する。

はい，先生！　ABO型の血液型で4つに分けられるけど，血液型とパーソナリティって関係あるのかな？A型の人は几帳面とか言ったりするけど。

確かに考え方としては類型論的な分類方法と同じだよね。でもね，ABO型の血液型とパーソナリティには一切の関連がないことが分かっているよ。※6 このように一見科学っぽいけど，全くのデタラメみたいなものを"疑似科学"っていうんだ。看護師を目指す以上，こういった"疑似科学"を信じたり，振り回されたり，他人に押し付けるようなことは絶対ダメだよ！

わかりました！

人間は自分が正しいと思っていると，それに都合のよいことだけを選択的に採用して，そうでないものは否定する思考の癖があるんだね。このことを心理学では，"確証バイアス"っていうよ。自分の思考の癖を知ることも大事だね。

なるほど！自分の考え方の癖に気を付けてみます！

参考・引用文献

※1　横田正夫・津川律子(編)(2020)、ポテンシャルパーソナリティ心理学、サイエンス社
※2　Kretschmer, E, (1960)相場均(訳)、体格と性格―体質の問題および気質の学説によせる研究―、文光堂
※3　Sheldon, W. H., Stevens, S. S., & Tucker, W. B. (1940). The varieties of human physique.
※4　Spranger, E. (1973)原田茂 (訳)、青年の心理、協同出版
※5　河合隼雄(1967)、ユング心理学入門、培風館
※6　大村政男(1990)、血液型と性格、福村出版

第**4**章 パーソナリティの分類法(2)特性論と構造論

　第3章で扱ったパーソナリティの類型論のメリットは，全体像が分かりやすい一方，細かい部分が分かりにくいというものであった。そこで細かい部分を理解したいという考え方が出てきた。そのパーソナリティの細かい要素のことを特性といい，その特性がどの程度あるのかを測定することによってその人を理解しようとする考え方を特性論という。

　また，特性論と異なり，パーソナリティ全体を構造的にとらえる考え方を構造論という。それぞれの理論の代表的なものを紹介する。[※1]

第4章
の
ポイント
- **特性論**
- **オルポート，キャッテル**
- **構造論**
- **アイゼンク，フロイト，レヴィン**

1. 特性論

(1) G.W. オルポートの特性論[※2]

　オルポートは，ウェブスター辞書（ノア・ウェブスター，1828）から人間のパーソナリティを表現する「甘える」や「優しい」など17,935語を拾い出した。いくら細かいところを見るといってもさすがに多すぎる。そこで，例えば「気が小さい」「敏感な」「傷つき易い」などをまとめて「神経質」とするように、同義語をまとめて整理することによって**特性**を得ようとした。

　オルポートは、その**パーソナリティ特性**を，特定の個人だけに認められる

表4-1　オルポートの心誌（サイコグラフ）

心理・生理的要因							一般的性格特徴													
身体			知能		気質		表出的特性			態度的特性										
											対自己		対他者			対価値				
容姿均整	健康	活力に富む	抽象性高い	機能性高い	情緒の幅広い	情緒が強い	支配的	開放的	持続的	外向的	自己客観化	自信のある	群居的	利他的	社会的知能高い	理論的	経済的	審美的	政治的	宗教的
不均整	不健康	乏しい	低い	低い	狭い	弱い	服従的	閉鎖的	動揺的	内向的	自己欺瞞（ぎまん）	ない	孤独	利己的	低い	非理論的	非経済的	非審美的	非政治的	非宗教的

独自特性と多くの人に共通して認められる**共通特性**に分けた。この中で，**共通特性**を**表出的特性**と**態度的特性**の2つに分け，さらに特性の基礎となる心理・生理的要因を**身体・知能・気質**の3つに分けた。そしてそれぞれを細かく分けて最終的に人間の特性を21対にまとめた。そのまとめたものを**心誌（サイコグラフ）**という。（表4-1）

　なお，このオルポートの取った手法を**辞書的研究**という。これは何らかの新しいジャンルや用語を定義する際には，これまでにどのような研究や専門用語が使用されてきたかを調べたうえで，自分が表現する用語を決定する必要がある。オルポートは，**パーソナリティ特性（trait）**という新しい用語の研究をする際にあたって，この**辞書的研究**を使用したことになる。現在ではコンピュータの進化により，データベースの検索などはとてもしやすくなったが，手続きとしては同様のプロセスを取る。

（2）キャッテル.R.B.の特性論

　キャッテルもオルポートの研究を受け，パーソナリティ特性を**共通特性**と**独自特性**に分けた。そしてそれぞれの特性を**表面的特性**と**根源的特性**に分類した。表面的特性とは，**観察可能な表情や行動などとして表れてくるもの**であり，根源的特性とは，**外部から直接観察できない深層にあるもので，表面的特性を決定づけるもの**とした。

　ようするに，何らかの方法で根源的特性を測定できれば，表面的特性も理解できることになる。そこでキャッテルは，この根源的特性を**因子分析**によって抽出することにした。さらに根源的特性には，環境形成的特性と本質

表 4 - 2　キャッテルの16PF による根源的特性と表面的特性

	根源的特性		表面的特性
1	感情性	分離性	朗らか，社交的である
2	高い知能	低い知能	思慮深い，教養のある
3	高い自我強度	低い自我強度	感情的に平静，着実，現実的
4	支配性	服従性	活気がある，自信がある，自己主張的
5	高潮性	低潮性	エネルギッシュ，陽気，ユーモラス
6	高い超自我	低い超自我	責任感がある，良心的，勤勉
7	冒険性	臆病性	冒険的，前進的，敵意のない
8	繊細性	堅牢性	気難しい，直感的，敏感な
9	懐疑性	信頼性	疑い深い，やきもち焼き
10	浪漫性	現実性	風変わりな，美的に選り好みをする
11	巧妙性	率直性	世才に長けている，上手く動く
12	罪悪性	明朗性	気づかいする，穏やかでない
13	急進性	保守性	何にでもトライする，改革的
14	自己充足性	集団依存性	依存的な弱さがない，一人でも平気
15	高い自己統合性	低い自己統合性	行き当たりばったりではない，良く統制されている
16	エルグ緊張	エルグ弛緩	リラックスしていない，緊張している

的特性が含まれているとして分析を行い，最終的に16個のパーソナリティ（Personality）の因子（Factors）にまとめた。それがキャッテルの**16P F**である。（**表 4 - 2**）

　このキャッテル以降の特性論の手法はすべて同じで，**因子分析**によって因子としての特性を抽出し，理論構築をしている。ここで少し**因子分析**の説明を簡略にしておく。まず2つの項目の得点傾向が似ているかどうかを調べる統計手法を「**相関を求める**」という。**因子分析**とは，数多くの項目同士の相関をすべて求め（相関行列を算出），その中から同じような得点傾向を示すグループ（**因子**）を**抽出**する統計手法である。計算式としてはかなり昔から存在し，相関を求める計算式とほぼ同時期には確立していたものの，非常に複雑な計算のために，頻繁に使用されるようになったのは，コンピュータが開発されてからとなる。

　その因子分析の代表として，**ギルフォード . J . P .** の特性論を紹介する。これは因子分析により13の因子（**表 4 - 3**）を抽出したものである。この中

で性度を除いた12因子を使用して，日本人の矢田部達郎らが作成したパーソナリティ検査として**YG性格検査**（矢田部ギルフォード性格検査）があり，昔から非常によく使用されている。YG性格検査は第5章で説明する。

表4-3　ギルフォードの13因子

	因子		
1	抑うつ性	8	一般的活動性
2	回帰性（循環性）	9	衝動性
3	劣等感	10	思考型活動性
4	神経質	11	支配性
5	客観性	12	社会的向性
6	協調性	13	性度
7	攻撃性		

（3）ビッグファイブ理論[※3]

特性論の最大の弱点とも言えるのが，各理論や研究者によって見出された特性や因子が一致しないことである。コンピュータやスマートフォンのゲームで例えると，キャラクターの力や素早さなどのパラメータがゲームによって数が異なったり，最大値の桁が全然違ったりすることがある。また，体力回復をするという目的は一緒でも，呪文やアイテムの名称が違うことも良くある。このような場合，各ゲームやアプリ内では問題ないが，ゲームやアプリ同士を比較することは困難になる。これと同じような問題点が特性論には付きまとった。

この弱点を克服すべく，1980年代以降，**辞書的研究**と**因子分析的研究**の双方でパーソナリティを説明する5つの共通性が見いだされるようになり，5つの因子でパーソナリティ特性尺度を説明できるとする**ビッグファイブ理論**が出てきた。このビッグファイブ理論は，誰か特定の研究者のものではなく，さまざまな研究者がそれぞれ行った研究をまとめたようなイメージである。このビッグファイブ理論にもいくつかの理論があり，5つの因子が異なるものもある。ここではコスタ＆マックレー（1988）とゴールドバーグの提唱したもので，利用頻度の高いものを紹介する。（**表4-4**）

（4）「人間－状況」論争

人間のパーソナリティは，その場その場での刺激に対する反応の集まりに過ぎないと考え，一貫したパーソナリティ特性というものを考えない**反特性論**という考え方もある（例えば，ミシェル，1969）。これは，パーソナリティという概念が必要ないということではなく，状況を無視してパーソナリティ要因だけで行動を説明することは問題があるという指摘である。

表4-4　ビッグファイブの5つの特性

①**外向性：** 不安，敵意，抑うつ，自意識，衝動性，傷つきやすさ
②**神経症的傾向（情緒不安定性）：** 温かさ，群居性，断行性，活動性，刺激希求性，よい感情
③**経験への開放性：** 空想 審美性，感情，行為，アイデア，価値
④**誠実性：** コンピテンス，秩序，良心性，達成追求，自己鍛錬，慎重さ
⑤**協調性：** 信頼，実直さ，利他性，応諾，慎み深さ，優しさ

2．構造論

（1）アイゼンク H．J の階層構造論[※4]

　アイゼンク（1959） は，**因子分析** により，ピラミッド状の階層構造を抽出した（**図4-1**）。手法的には因子分析を行うという特性論の手法を使っている。しかしながら，アイゼンクが目指した方向としては，全体像が分かる**類型論**と，細かいところが分かる**特性論**の良い所を利用したと考えると分かりやすい。

　このアイゼンクの理論に基づいて作成された検査が **MPI（モーズレイ性格検査**，Maudsley Personality Inventory）である。アイゼンクの階層構造は2つあり，**内向—外向**と**神経症傾向**である。この2つは，特性論の項目でも説明したビッグファイブ理論にも出てきたが，時代的に言えばアイゼンクの理論の方がはるかに古い。アイゼンク以降に，新しいさまざまなアプローチで研究が行われたにも関わらず，ビッグファイブ理論でも抽出されたこの2つは，非常に強いものであることが分かる。この強い理論に基づいて作成された MPI も非常に信頼性が高い検査ということになる。そのため，**MPI** は病院臨床のみならず，さまざまな領域で多岐に渡り使用される検査となっている。MPI については第5章で説明する。

（2）フロイト．S の精神分析的構造論

　フロイト（1923） は，人間の心的構造を**イド（エス）**，**自我**，**超自我**の3つに分けた。

　イドとはラテン語で無意識に相当する。フロイトは，**イド**は本能的な衝動が渦巻いている部分で，**快楽原理**にしたがうとした。また，本能的な衝動が渦巻いているみなもとは，性本能にあるとした。その性的エネルギーを**リビ**

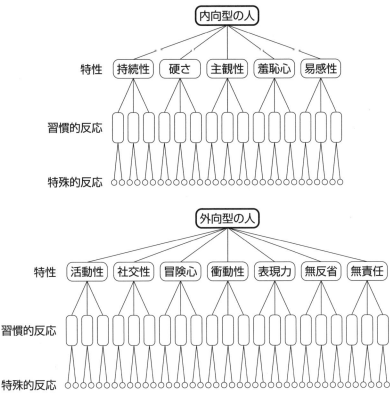

図4-1 アイゼンクの内向型と外向型の階層構造

ドーと呼び，イドは，快楽原理のもとで欲求を満たす役割をしているとした。

　そのイドを満たすのは現実の世界であるが，**自我**はその欲求を満たすことができるのか否かを判断する役割をすることになる。自我はイドの一部が外界との接触により変化した部分で，**現実原理**にしたがう。また，人間は一人で生きているわけではなく，集団で生きている。そこでその集団がスムーズに生活できるようにルールや道徳などの「やっていいこと，悪いこと」を決める。その部分が心の中に存在している**超自我**となる（**表4-5**）。

　人は誰でもこの3つの部分がある。ただし，その人によってそのエネルギーバランスは異なる。そのバランスが異なることによってパーソナリティが個人個人異なるという考え方である。

　ではこの3つのうち，どこが主導権を握っているのが，バランスの良いパーソナリティということになるだろうか。正解は，**自我**である。**自我**が主導権を握り，**超自我**にあたる世の中のルールや道徳に違反しないように**イド**のエネルギーを発散できている状態がフロイト的にはバランスが良いという

表4-5　フロイトの心的機能の特徴

イド⇒本能的な衝動が渦巻いている部分⇒**快楽原理**に従う	
自我⇒イドの一部が外界との接触により変化した部分。⇒**現実原理**に従う。	
超自我⇒社会的規範や道徳が内在化した部分⇒**良心**とよばれるもの	

ことになる。一見すると**超自我**が主導権を握っている方が，ルールを守れていて秩序が保たれるように感じるかもしれない。しかし**超自我**はブレーキ役であり，そこが主導権を握ってしまうと，いつまでも**イド**のエネルギーが発散されないので，結果的にバランスが悪くなってしまう（**図4-2**）。

　このフロイトは，第7章「記憶」や第8章「発達の理論」でも再出する。また，フロイトの流れを汲んだ理論も本書でも多く出てくるだけでなく，「精神看護学」や「母性看護学」など他の科目でも多く見かけることになるとので，しっかりと理解しておく必要がある。

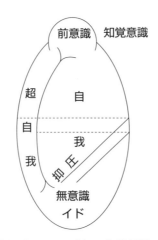

図4-2　フロイトの心的構造の図

（3）レヴィン.K の構造論[※5]

　人のパーソナリティは，力学的概念に基づき，発達につれて変化し，状況によっても変化するという考えた方である。このレヴィンの理論を**場の理論**と呼ぶ。

　レヴィンは，この場の理論を**B＝f（S）**という式で表現した。ここではB＝Behavior（行動），f＝function（関数），S＝Situation（心理学的事態）をいう。また，S＝Situation（心理学的事態）はP＝Person（人）と

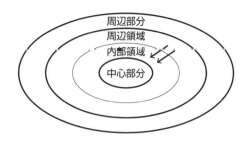
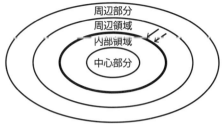

開放的な人のパーソナリティ構造　　　　　開放的でない人のパーソナリティ構造

楕円形	トポロジー（心理学的生活空間）
周辺部分	表面的な興味や，社会化された習慣などで構成される。
周辺領域	環境の変化を認知し，また内部領域の状態を行動によって外部に伝え，環境に働きかける役割を果たす。
中心部分	自己や自我の働く最も中心的な部分。

図 4 – 3　レヴィンのパーソナリティ構造

E=Environment（心理学的環境）からなる心理学的生活空間だとし，式を**B＝f（P，E）**と置き換えた。これを言葉でいうと，**同じ人（P）であっても，環境（E）が変われば行動（B）は変わる**。また，**同じ環境（E）であっても人（P）が変われば行動（B）は変わる**，という考え方になる。つまり，環境や行動は常に変化するものであり，固定されたパーソナリティというものは存在しないという考え方になる。レヴィンは，このような考え方に基づき，場の理論の構造をトポロジーを応用して表現した（**図 4 – 3**）。

　開放的な人のパーソナリティ構造は，周辺領域と内部領域の間にある細胞膜のような壁が薄く，内部領域まで他人の侵入を許す。一方，開放的でない人，内面を打ち明けない人はその細胞膜のような壁が硬く，内部領域への他人の侵入を許さない。例え開放的な人であっても，自分のことを出したくないような環境になった時には膜が厚く硬くなり，侵入を許さないようになる。

　このようにレヴィンは，周囲の環境や人との関係を重視していた。この点を重視する研究領域を**グループダイナミクス（集団力学）**と呼ぶ。また，レヴィンはリーダーシップについても 3 つのリーダー型を提唱するなど幅広い理論を提唱している。

コ.ラ.ム

フロイトとユングの決別[6]

　フロイトとユングは心理学会における巨匠と言われているが，この2人の関係は天気に例えると快晴のち暴風雨という感じだ。

　フロイトとユングには20歳ほどの年齢差があり，フロイトの方が年上である。ユングがある事例の報告をフロイトにしたことをきっかけに，非常に意気投合して，長い間関わりのあった旧知の人達を差し置いてまで，ユングに対して「君が私の後継者だ」としていた。この時代の2人の関係は，まさに快晴であった。しかし，お互いに自分の理論に対するこだわりが，少しずつ2人の距離を離していった。フロイトは「人間の行動の源は性的エネルギーであり，そのエネルギーをリビドー」とした。一方ユングは「人間の一般的な心的エネルギーをリビドー」とした。どちらも自身のスタンスを曲げることができないでいた。そんな感じで少しずつずれが生じてきているタイミングの1913年，2人は船による長旅に出た。その船内で，互いを夢分析し合っていた際に激しく意見がぶつかり，2人の仲は決定的に悪くなっていった。その後フロイトが確立したものは「精神分析」，ユングが確立したのが「分析心理学」と呼ばれ，フロイト派・ユング派などと呼ばれるようになっていった。

　仲が悪くなっていた2人に追い打ちをかけたのが第二次世界大戦である。フロイトは，ユダヤ教の人なので，第二次世界大戦時にナチスの迫害を受けていた。それを心配したユングが援助を申し入れたが，フロイトは，「敵の恩恵に与ることは出来ない」と言って援助を拒否してしまった。そうして2人の関係は決裂した。

　へー，それで快晴のち暴風雨ということなんですね。近い関係の人との関わりも複雑ですね。自分のことを主張するだけでなく，お互いに相手のことを考える必要があるってことですね！

参考・引用文献

※1　横田正夫・津川律子（編）（2020）．ポテンシャルパーソナリティ心理学　サイエンス社

※2　Allport, G. W.（1937）Personality: A psychological interpretation. Henry Holt and Campany.（G.W.オールポート（著），詫摩 武俊・青木 孝悦・近藤 由紀子・堀正（訳）（1982）パーソナリティ─心理学的解釈　新曜社

※3　Revised NEO Personality Inventory（NEO-PI-R）and NEO Five-Factor Inventory（NEO-FFI）manual. Psychological Assessment Resources.（1992）．

※4　Eysenck, H. J.（1967）The biological basis of personality. アイゼンク, H. J. 梅津　耕作他訳 人格の構造 その生物学的基礎　岩崎学術出版社

※5　Lewin, K.（1979）猪股 佐登留（訳）　社会科学における場の理論　誠信書房

※6　小此木啓吾・河合隼雄（1990）　ユングとフロイト　思索社.

第**5**章 パーソナリティの理解のための方法
ーパーソナリティー検査ー

　対象者の行動を見る「観察法」や，直接対面してのやり取りから情報収集できる「面接法」など，パーソナリティを理解する方法にもいくつかのものがある。本書では，第 2 章から第 4 章までにパーソナリティの定義や理論を紹介してきた。そこでこの第 5 章では，そのパーソナリティを理解する手段としてのパーソナリティ検査について学ぶ。医療で使用されるさまざまな検査と同様に，パーソナリティ検査についても多くの留意点がある。その点もしっかりと理解しておくことを目的とする。

第5章のポイント

- ● パーソナリティ検査
- ● 信頼性と妥当性
- ● 質問紙法
- ● 作業検査法
- ● 投影法

1．パーソナリティ検査の定義

　検査という語の定義は，「一定の刺激に対する反応ないし行動のサンプルを一定の尺度やカテゴリーシステムによって測定・評価するための系統的手順」となる。これは，医療における血液検査や画像検査といった「**検査**」と付いているものの共通の定義となる。

　検査という短い用語の中に，定義のようなかなり多くの意味合いを含んでいることから，**検査**と呼ばれるようになるためには大きく 2 つの条件を満たす必要がある。

①検査の条件の１つ目は，**実施の手順や採点の方法，さらに分析の方法の仕方などが定まっている**こと。つまり，**マニュアル化**されていることである。これは，検査の内容によっては，資格が必要であるものや訓練を受けなければならないものも多いが，そこが満たされている場合，同じサンプルや対象を分析すれば，誰が実施しても同じ結果が出るようになっていなければならないことを意味する。

②検査の条件の２つ目は，**信頼性（測定の正確さ）と妥当性（尺度の有用性）が確認されている**ことである。**信頼性**とは，何回やっても同じ結果が出ることを意味し，**妥当性**とは，確認したい対象をしっかりと確認できていることを意味している。現在，対人への評価や援助に関しては，EBA（Evidence Based Approach）的に行うようになっている。パーソナリティ検査を選択する際にも，なぜその検査を実施するのかという根拠や，検査からどのような情報が得られるのかなどが重要となる。その際の判断基準として**信頼性と妥当性**は大きな目安になる。

　当然この２つの条件を満たすことは容易ではなく，何度も作り直し，データやサンプルを検証する作業を何度も繰り返してうえで，**検査**として使用できるものになる。この条件を満たすためのプロセスのことを**検査の標準化**という。つまり，パーソナリティ検査に限らず，**検査**と呼ばれるものは，このプロセスを踏んで**標準化**されたものである。[※1, 2]

2．パーソナリティ検査の種類

（1）質問紙法
　質問紙法とは，一定の質問項目に対して「はい」「いいえ」などで自己評定させ，それによって対象者の特徴を明らかにする検査方法である。対象者の意識的，自己概念的な水準での把握がしやすいのが特徴である。パーソナリティ検査の中では最も多いタイプの検査になる。医療を始め，さまざまな領域で使用されている質問紙法検査をいくつか紹介する。

① YG 性格検査

　YG 性格検査は，**ギルフォード . J . P .** の特性論に基づき，人間のパーソナリティを形成する12の特性の強弱により表されたプロフィールをもとに，パーソナリティのタイプ分類を行う検査である。歴史的にも古く，教育領域や産業領域を含め，非常に多くの分野で使用されている検査である。特徴としては，実施者が一定の間隔で質問項目を読み上げ，それに合わせて対象者が回答する**強制速度法**という方法で実施するため，人数の多い集団に対しても一度に実施できる点がメリットとなる。**YG 性格検査**は，12の特性に対しそれぞれ10問ずつ，全部で120項目の質問からなる。比較的質問の項目数も少なく，分析も容易であることが広く使用される理由である。一方，妥当性尺度がないために回答の歪曲（わいきょく）が生じる可能性がある。

②エゴグラム

　エゴグラムは，**バーン , E.** の交流分析をもとに弟子の**デュセイ , J. M.** が考案した分析法で自我を図式化したものである。

　CP（**批判的な親**, Critical Parent），**NP**（**保護的な親**, Nurturing Parent），**A**（**大人**, Adult），**FC**（**自由な子供心**, Free Child），**AC**（**従順な子供心**, Adapted Child）の5つの要素のバランスから，パーソナリティや人との関わりかたを分析するものである（**表5-1**）。自分と相手のエゴグラムのパターンによる対人関係の改善を目指すことにも利用できるため，看護師と患者の組み合わせにも応用されている。質問数は50項目と少なく簡単に実施できるため，体験した人もいるかもしれない。人間関係のワークの際に実施することもあるだろう。

　標準化されたものとして，現在では **TEG 3**（Tokyo University Egogram; **東大式エゴグラム 3**）が使用されている。

表5-1　エゴグラムの5つの自我状態とその特徴

CP（批判的な親）：理想が高く独善（どくぜん）的。頑固（がんこ）で懲罰（ちょうばつ）的。他者否定的（You're not OK.）。
NP（保護的な親）：気が優しく共感的。世話好き。他者肯定（こうてい）的（You're OK.）。
A（大人）：頭脳明晰（めいせき）で論理的。合理的でクール。局外中立（きょくがいちゅうりつ）的。
FC（自由な子供心）：遊び好きの行動派。自発的で創造的。自己肯定的（I'm OK.）。
AC（従順な子供心）：甘えん坊で依存的。他者順応（自分がない）。自己否定的（I'm not OK.）。

日本人では，図のようなアルファベットのM型のパターンが，適応が良いとされている（**図5-1**）。ただし，医療従事者などの対人サービスに関わる場合には，Aの部分も高いことが望まれる。これは患者の状態や医師の指示などの情報を，客観的に判断する必要があるためである。**エゴグラム**の自我状態は，その時のバランスを測定しているので，変化するものとなる。普段の行動や言葉かけなどを意識していくことで，望ましいエゴグラムの状態に向かうことができるとされている。[※3]

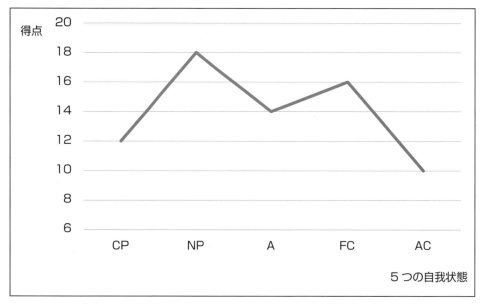

図5-1　エゴグラムのパターンの例

③ MPI（モーズレイ性格検査）

MPI（Maudsley Personality Inventory）は，**アイゼンク H．J** が作成したパーソナリティ検査であり，**社会的外向性（E）** と**神経症的傾向（N）** の2尺度がある。ほかに回答の妥当性尺度である**虚偽性尺度（L）** がある。

MPIはE尺度・N尺度がそれぞれ24項目とL尺度が12項目の計60項目からなり，実施しやすく，短時間で回答ができることが特徴となる。

行動療法の基本原理となっている条件づけの個人差を研究するのに，このMPIは不可欠な道具として利用されている。そのほか，図形残効，錯視，時間評価，痛みに対する耐性などの研究や，人格変化をもたらす薬物効果の研究にも利用されるなど，教育分野，医療分野のみならず，非常に幅広い領

域において使用されている。その理由は，はっきりとしたアイゼンクのパーソナリティ理論を背景にした心理検査であるため，検査結果の考察が明確な路線に従って展開できるからである。のちには精神病性尺度（P）を含めた検査も出されているが，主に使用されるのはE・N・L尺度によるものが多い。

④ MMPI（ミネソタ多面人格目録）

MMPI（Minnesota Multiphasic Personality Inventory）は，**ハサウェイ,S.R.** と**マッキンレイ,J.C.** により開発された検査である。このMMPIは，代表的な精神疾患名となっている**10の臨床尺度**と回答の歪曲や妥当性を検証するための**4つの妥当性尺度**で構成されている。項目数は全部で550項目ある。MMPIの最大の特徴は，健常群と臨床群を弁別（区別）可能かどうかという客観的及び経験的アプローチをとっている点にある。つまり，臨床尺度は群間で有意差が認められた項目で構成されているので，スクリーニング検査として大きな意義がある。また，**妥当性**に関する尺度を備えていることで，ほかの質問紙法検査と比べると回答の歪曲が起こりにくいという長所がある（**表5–2，5–3**）。

表5–2　MMPIの10の臨床尺度

心気症	抑うつ
ヒステリー	精神病質的偏奇
男性性・女性性	パラノイア
神経衰弱	統合失調症
軽躁病	社会的内向性

表5–3　MMPIの4つの妥当性尺度

?尺度（疑問尺度）：どちらでもないの数。これが多い場合，判定の中止，あるいは再検査を要する。

L尺度（虚偽尺度）：回答のバイアス。これが多い場合，社会的望ましさから，自分をよく見せようと回答している。

F尺度（受験態度）：通常では起こりえない内容に「はい」と回答する。これが多い場合，風変わりな回答や自分を悪く見せようとしている傾向を示す。

K尺度（修正点）：防衛的な態度をはかるもので，臨床尺度得点の修正にも用いられる。

一方，項目数が550と多いために労力がかかる，分析が複雑であるといった短所もあり，診療報酬と釣り合わない側面もあることから，日本の医療現場ではあまり使用されていない。そこで，不安に関する項目だけをピックアップして再構成された**MAS**（健在性不安尺度）のようなサブ検査が作成されているのも MMPI の特徴の1つである。**MAS** で測定される不安は，⑥で説明する **STAI の特性不安**に相当するものである。

⑤ POMS（気分状態尺度）

POMS（Profile of Mood States）は，過去一週間の気分の状態を「怒り－敵意」・「混乱－当惑」・「抑うつ－落ち込み」・「疲労－無気力」・「緊張－不安」のネガティブな気分5因子と「活気－活力」とポジティブな気分1因子の計6因子で測る質問紙法検査である。その人のパーソナリティ傾向を評価するのではなく，その人の置かれた条件のもとで変化する一時的な気分や感情の状態を測定するものとなる。

65項目の質問からなり，15分程度でできるテストであり実施も容易である。気分の変化を測定することができるために，継続的な使用をすることで，自身の気分の変化を客観的にモニタリングすることに役立つ。例えばスポーツ選手が，大きな試合の近くになると，普段よりも得点が高くなり，「ああ，緊張してきているな」とモニタリングできることによって，マネージメントにつながるといった使い方が可能である。

現在は改訂版の **POSM 2** が使用されている。**POMS 2** には最初の **POMS 1** にはなかったポジティブな気分の F（友好）因子が加わって7因子となっている。長期に渡る変動をモニタリングするという点を加味すると，全体の得点を算出する際にはこの新しい F 因子の得点は入れずに比較することとなる（**表 5 - 4**）。[※4]

⑥ STAI

STAI は，「あまり変化しない恒常的な特徴であるパーソナリティ特性（特性不安）」と「状況によって可変的な情動としての不安（状態不安）」の両方を測定する検査として，**スピルバーガー，C, D.** が考案した。**STAI** とは，State ＝状態，Trait ＝特性，Anxiety ＝不安，Inventory ＝検査の頭文字をとったものである。実施の具体例としては，スポーツ選手の試合の前後や，

表 5 – 4　POMS 2 の因子

AH	怒り－敵意 （Anger-Hostility）
CB	混乱－当惑 （Confusion-Bewilderment）
DD	抑うつ－落ち込み （Depression-Dejection）
FI	疲労－無気力 （Fatigue-Inertia）
TA	緊張－不安 （Tension-Anxiety）
VA	活気－活力 （Vigor-Activity）
F	友好 （Friendliness）⇒ POMS 2 で新たに加えられた因子

学生の試験の前後，入院患者の手術前後などに STAI を実施し，その変化を見ることができる。このような例であれば，特性不安に関しては前後による差は出ない。一方，状態不安のほうは，試合前，試験前，手術前など不安や緊張が高いと考えられるときは得点が高く，その不安や緊張から解放されたと考えられるあとでは得点が下がることとなる。しかし自分のミスのせいで負けてしまったり，試験に失敗したり，術後の結果がよくなかったりした場合には，逆に状態不安の得点はあがることもある。筆者も以前に課題の難易度を変えることによるストレス状態の主観的指標として STAI を使用したこともある（大石ら , 1995）。[※5, 6]

　なお，STAI を受けて，特性不安が高くなったとしても，何か問題があるわけではない。スピルバーガーは，特性不安を「ストレスに対する感受性の強さ」のように捉えており，特性不安が高いことは，ストレスなどの刺激に反応しやすいことを意味しており，状態不安も変化しやすいとしている。

（2）作業検査法

　作業検査法は，一定の作業を課し，その作業の過程や結果から対象者の特徴を把握しようとする検査方法である。無自覚的，行動的な水準での把握ができる。

　クレペリン , E.（ドイツ，1899）の精神作業研究を基に，内田勇三郎（日本，1930）が開発した**内田クレペリン精神検査**は，実際に多くの場面で使用されている唯一の作業検査法といってよい。具体的には，１桁の隣り合った数の単純加算作業を，１行１分とし，５分の休憩を挟んで前半・後半15分ずつ行う。どこまで計算できたかの１行ごとの結果を線で結んだものを作業曲

線という。この作業曲線に影響を及ぼす精神機能の働きとしては，意志緊張・興奮・慣熟（かんじゅく）・練習効果・疲労の5因子があげられている。

実践場面としては，安全監視などの適性検査として使用されており，電車の運転手などは，免許の更新のたびに実施されている。看護でも採用の適性検査として行われている所も多い。判断基準として，パフォーマンスが大きく変動する（動揺率が高い）ような人は，安全に関する領域の担当には向いていないというような判断になる。一方，実施した際の状況などにより，大きな誤差が作業曲線に表れることから，同検査にはほとんど意味がないとする研究者もいる。

（3）投影法

投影法とは，一定のあいまいな刺激に対し，対象者の個性的な反応が投影されることを利用して，人格のより深層の特徴を明らかにしようとする個別的な検査方法である。対象者を無意識的，イメージ的水準での把握に向いている検査である。この投影法は，ほかの検査以上に実施や分析・解釈に際して，熟練と臨床的洞察力を要するため，主観的な解釈が入り易いという欠点も持ち合わせている。また当然，無意識レベルの反応だけでなく，意識下での反応傾向も推察できる。

なお，投影法検査においては，使用する刺激に対する第1印象がとても重要なものとなるので，実際の刺激や，細かい分析方法などは述べないことをあらかじめ断っておく。

①ロールシャッハ・テスト

ロールシャッハ・テストは，**ロールシャッハ, H.**（スイス，1921）により考案された，投影法を代表する検査である。紙の上にインクを落とし，それを2つ折りにして広げることにより作成された，ほぼ左右対称の図版を持つカードを使用する。現在でもロールシャッハによって作成された，10枚1組のカードを使用している。

カードの内容としては，無彩色（黒のみ）のカードと有彩色（黒・赤2枚，赤・黄・青3枚）のカードがそれぞれ5枚ずつ含まれ，各カードは約17cm × 24cm の大きさとなっている（**図5-2**）。

ロールシャッハ・テストは，対象者から見た場合，どのように反応すると

どのように分析されるかが分かりにくい。それによって回答を意識的に操作する反応歪曲が起きにくいこととなり，無意識な心理の分析が可能であるとされる。そのため，1920年代に開発されて以来，長年に渡って広く用いられている。

　一方，検査の妥当性への疑問や回答結果の分析に実施者の高度なスキルが必要で効率が悪いといった批判もある。

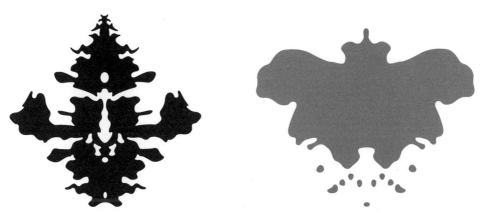

図5−2　ロールシャッハ・テストの図版の見本を参考に編集部でイラスト化したもの。実際のものとは大きく異なる

② TAT（主題統覚検査）

　TAT（Thematic Apperception Test）は，**マレー, H. A. とモーガン , C. D.**（1935年）によって開発された投影法検査である。マレーの**欲求−圧力（need − press）**理論を基礎に作成されたものとなる。内容としては，日常的葛藤場面が書かれたカード30枚と，空白のカード１枚で構成されている。そのうちの11枚は共通カード。残りの20枚を年齢や性別によって選択する。検査は全部で10枚のカードを使用し，カードごとに物語を作ってもらう（図5−3）。そこで語られる"欲求−圧力"の力動的構造を**主題**とし，作られた物語に対象者の主題が投影される。

　TATは本来ロールシャッハ・テストと並ぶ投影法検査の不動の２トップであるが，マレーの「欲求−圧力理論」の不完全さ（特に圧力）や，実施や解釈に高度なスキルが求められること，さらにはコストパフォーマンスの悪さなどから，現在の精神科などの病院臨床場面で利用されることは極めて少ない。コストパフォーマンスを考慮しなければ，対象者の特徴理解には有効であるの

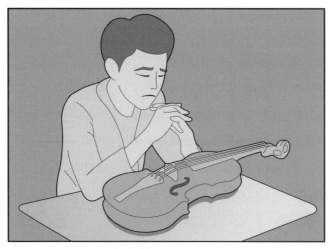

図5-3　TAT カードの中の1枚を編集部でイラスト化したもの。実際のものとは大きく異なる。

で，少年院などの司法領域においては現在でも TAT が多く使用されている。

③ SCT（文章完成法）

　SCT（Sentence Completion Test）では，あらかじめ書かれている未完成の刺激文の続きを，思い浮かぶまま自由に記述してもらう方法である。書かれた内容には，自己概念や対人関係，家族関係などが投影されると考えられており，これらを通じて，対象者の状態やパーソナリティを理解していく。

　SCT の長所としては，実施が容易であることや集団に実施可能ということのほかに，文章という質的な情報が得られることである。一方短所としては，あくまでも本人の言語表出によるものであるため，深層心理まで捉えることは難しいことがあげられる。そのほか，言語表出能力が必要条件であること，数量化など客観的評価が困難なこともある。同時に解釈には実施者の習熟が不可欠でもある。

　SCT は，投影法検査の中では比較的意識に近いレベルの検査と言える。そのため，臨床場面においては，単独で利用するよりも，深層レベルを探ることが可能な別の投影法検査（ロールシャッハ・テストなど）を併せて用いることにより，より多面的に理解しようとする方法が一般的になっている。

④バウムテスト

バウムテストは**コッホ, K.**（スイス，1949）が発表した，描画による投影法検査である。Ａ４版の画用紙と濃い目の鉛筆，消しゴムを用意し，「実のなる木を１本描いてください」という教示をもとに，対象者に自由に木の絵をかいてもらう。その絵について，次のような分析を行うことが多い（**表5-5**）。

表5-5　バウムテストの分析基準の例

形態分析：全体的な絵の印象とバランス，根・幹・樹冠・枝葉という４部分に関する分析を行う。
動態分析：鉛筆の使い方や筆圧を分析する。
空間分析：空間象徴理論に基づき紙面の上下左右前後をどのように使っているかについての分析を行う。

　この**バウムテスト**の長所は，実施が容易であること。また，検査に未熟な実施者でも，浅いレベルであれば解釈は可能であることなどがあげられる。一方，短所としては，その解釈体系の科学性，実証性には疑問が残ることなどがある。

⑤ HTP

　HTPは**バック, J**により開発された投影法検査である。H は House（家），T は Tree（木），P は Person（人）を示す。これら３つの絵を１枚ずつ別々の画用紙に描いてもらう。３種の対象を描いてもらうことにより，多面的に対象者の特徴をとらえようとしている。

　バウムテストや HTP などの描画法は，無意識に近い領域を探るために用いられるだけでなく，体験したこと自体が治療効果を持つこともあるため，臨床的に有効な手段となる。ただし，治療効果があるということは，自身の無意識に気が付いたことによる混乱が起こるなどの，薬の副作用のようなリスクがあることを理解したうえでの実施が必要である。

　これまで紹介してきたパーソナリティ検査だけではなく，知能検査や発達検査などとても多くの心理検査がある。それら検査を実施する際に，心がけなければならないことをまとめた（**表5-6**）。

表5-6　心理検査を実施する際に心がけること

対象者のどの部分を理解する必要があるのか？
どのような検査が適切なのか？
対象者に検査の内容や意味を説明し，実施の同意を得たか？
その結果の解釈は正しいか？
対象者に過度な負担をかけていないか？

　このように，多くのことを踏まえたうえで検査を実施する必要があることは覚えておくようにしなければならない。

　また，ロールシャッハ・テストとSCTを組み合わせるように，対象者の異なる側面を知るために，複数の心理検査を組み合わせ実施することがある。そのことを**テストバッテリー**という。この**テストバッテリー**を組む際にも**表5-6**にあげた注意点には留意する必要がある。

先生！今だとネット上でも色々な心理検査みたいなもので パーソナリティ診断できたりしますけど，信用できるんで すか？

確かにネット上では，様々な心理検査が紹介されているし，体 験できるサイトも無数にあるね。無断で本物を使用してしまっ ているものは法律的に問題外なのでさておいて，それ以外のも のを説明しておこう。そこで体験できるものはこの章で説明し た「標準化」の手続きを踏んでいないものや，「信頼性」や「妥 当性」の検討を行っていないものが多いことになる。例えば今 手元にPOMS2（Profile of Mood States 2nd Edition）の日本 語版マニュアルがあるんだけれど，全部で150ページくらいの 冊子のうち，「標準化」や「信頼性」「妥当性」に関するのための ページが40ページほどある。ほかにとったデータや分析結果 の資料，参考文献にも多くのページが割かれていて，とても重 要なものだということは理解できると思う。ネット上で体験で きる診断などに，興味を持って体験することは否定しないけど， 出てきた結果を何の疑問も持たないで信用するようなことは， 医療従事者のスタンスとしても避けた方が無難だと思うよ。

よく分かりました！

参考・引用文献
※1　花沢　成一・佐藤　誠・大村　政男(著)(1998)　心理検査の理論と実際　第Ⅳ版　駿河台出版.
※2　横田正夫・津川律子(編)(2020). ポテンシャルパーソナリティ心理学　サイエンス社
※3　新里 里春・水野 正憲・桂　戴作・杉田 峰康(著)(1986)　交流分析とエゴグラム　チーム医療
※4　Heuchert, J. P. & McNair,D. M. (著)横山　和仁(監訳)(2015)　POMS2　日本語版マニュアル　金子書房
※5　大石　武信・時田　学・山岡　淳　(1995)　呼吸の随意的瞬時統制が反応時間と状態不安に及ぼす影響　生 理心理学と精神生理学，13，13-20.
※6　Spielberger, C.D., Gorsuch, R.L. and Lushene, R. E. (1970) STAI manual, for the State-trait anxiety inventory ("self-evaluation questionnaire") Consulting Psychologists Press.

第6章 学習

　第 2 章において，パーソナリティには遺伝的要因と環境的要因が関係していることを説明した。私たちの日常生活における環境の中で，経験を通じながら，それまでと行動が変わっていくことを学習という。この章では代表的な学習の理論を学ぶことにより，そのメカニズムを日常生活に応用できるようにしていくことを目指す。

第6章
の
ポイント

● **古典的条件づけ**

● **道具的条件づけ**

● **観察学習（モデリング）**

● **練習**

1．学習の理論

（1）古典的条件づけ（レスポンデント条件づけ）

　これは**パブロフ**（ソビエト，1903）の**犬**を使った実験から提唱された理論である。手続き（実験の方法）は次のようなものである。

●犬の唾液の分泌量を測定できるように頬に穴をあけて管を通し体を固定する。

↓

●犬にメトロノームの音を聞かせる。→　音に注意を向けるが唾液は分泌しない。

↓

●餌となる肉粉を与える。→　餌を食べ唾液を分泌する。

↓

●メトロノームの音を聞かせたあとで肉粉を与えることを繰り返す。→
　メトロノームの音を聞かせただけで唾液を分泌するようになる。
この状態になると，**条件づけが成立した**となる。

この流れを学習の用語で説明すると次のようになる（図6-1）。
①　最初の段階ではメトロノームの音は注意を引くだけで唾液分泌には影
　響がない。これを**中性刺激**という。
②　肉粉は生まれつき唾液を無条件に分泌させるものなので，**無条件刺激**
　という。この場合に分泌される唾液は**無条件反応**という。
③　メトロノームの音が鳴ったあとに肉粉を与えることを繰り返す。
④　メトロノームの音を聴くだけで唾液を分泌するようになる。
　この④の段階で**条件づけが成立**したことになる。これは，メトロノームと
肉粉が結び付く**条件刺激**という状態になり，この場合に分泌される唾液を**条
件反応**と呼ぶ。
　なお，一旦条件づけが成立したあと，メトロノームを呈示し，肉粉を対呈
示しないと徐々に唾液の分泌量は減少し，最後はまったく分泌しなくなる。
このことを**消去**（extinction）という。

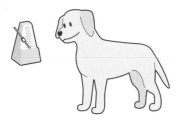
①メトロノームの音だけでは唾液は分泌しない

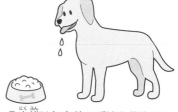
②肉紛は無条件で唾液を分泌する

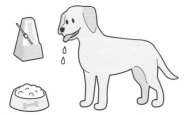
③メトロノームの音のあと肉紛を与えることを
　繰り返す

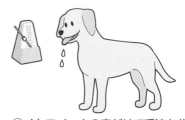
④メトロノームの音だけで唾液を分泌する

図6-1　パブロフの犬を使った実験

また，メトロノームは，音の出る拍子（リズム）を変えることができる。まずは，112BPM（Beats Per Minute: 1分間の拍数）で条件づけが成立したとする。それよりも遅い63 BPM や速い200 BPM でも唾液は分泌されるが，112BPM 近辺の方が唾液の分泌量は多い。このように**条件刺激**とまったく同じではなくても，似たような刺激に対して**条件反応**が起こることを**般化（generalization）**という。この般化があることで，小さな違いの刺激に対してそのつど学習し直すことがなく済んでいる。

（2）道具的条件づけ（オペラント条件づけ）

　これは，**スキナー**（アメリカ，1938）[1]のネズミを使った研究から提唱された理論である。手続き（研究の方法）は次のようなものである。

　ネズミを**スキナー箱**と呼ばれる行動の観察と記録ができる箱に入れる。このスキナー箱にはレバーがついており，そのレバーを押すと餌や水が出る仕組みになっている。ネズミのその時点で持っている行動パターンには，「レバー押しをして餌を食べる」ことは無いので，当然のことながら初めは何もしない。それが，レバーを押すことで餌や水が出ることを学習すると，スキナー箱に入れると同時にレバーを押すようになる。この「レバー押し」というネズミの行動に餌や水という刺激を随伴させることにより，レバー押し反応が増える状態になる。これが**条件づけの成立**となる。

　この条件づけにおける変化を引き起こした餌や水などの刺激のことを**強化子（reinforce）**と呼ぶ。この**強化子**を身近な言葉でいえば**報酬**ということになる。強化子には餌や水のほか酒，おもちゃ，金といった**物理的強化子**と，誉め言葉，注目，笑顔，愛情表現などの**社会的強化子**がある。社会的強化子が効果を持つのは犬や猫以上の生き物とされる。当然個体により効果的な強化子が異なり，この研究のようなネズミの場合には餌や水が効果的であったということになる。人間は社会的強化子の意味が大きいとされるがその人次第でもある。

　また，ここで紹介した手続きのように，ネズミが元々持っていない行動パターンを学習するためには，小刻みなステップの**強化（スモールステップ）**が必要となる。具体的には次のような段階を踏むことになる（図6-2）。これにより元々レパートリーにない行動や反応を形成する手続きをするようになる。このことを**シェーピング（shaping）**という。

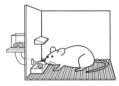
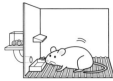
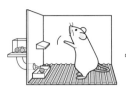
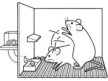

①レバーのほうに体を　レバーのほうに体を　②レバーの近くで後ろ　レバーの近くで立ち
向けたら餌を与える　⇒　向ける頻度が増える　足で立ったときに餌　⇒　上がる頻度が増える
　　　　　　　　　　　　　　　　　　　を与える

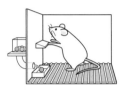
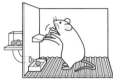
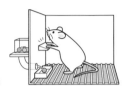
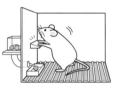

③レバーに触れたら餌　レバーに触れる頻度　④レバーを押したら餌　レバーを押すように
を与える　⇒　が増える　を与える　⇒　なる

図 6 - 2　スキナーのネズミを使った研究

　ここでは以上の 2 つの理論を紹介したが，他にもソーンダイクが猫を使用
した実験の知見から来る**試行錯誤説**や，ケーラーがチンパンジーを使用した
実験の知見から来る**洞察説**などさまざまな動物実験由来の学習の理論があ
る。これらの理論は動物を対象としているが，人間も動物の 1 つであると共
に，まだ言語的能力が十分でない子供や障害を持つ人達の行動理解や矯正に
も役立つ。また，一見健康な生活を送っている人達の問題行動の理解にも応
用が効くものが多い。これら学習の研究から得られた知見を基に，学習した
問題行動や不適応行動の修正や治療をする心理療法を**行動療法**という。**行動
療法**の対象としては，チック症状の改善や子供の**夜尿症**（おねしょ）などに
従来から適用されてきた。このような後天的な経験を重視する心理学の立場
を**行動主義**という。

2．学習の強化

（1）強化子とコストのバランス

　学習を強化するための報酬である**強化子**は，その強化子を得るための**コス
ト**とのバランスや，どのようなものを与えるか，与える頻度なども重要なポ
イントとなる。

前項で説明したスキナーの道具的条件づけの場合，**強化子**を得るためのネズミの**コスト**は「レバー押し」，それに対する**強化子**が「餌や水」であったことになる。この**バランス**が取れていたから条件づけが成立したわけである。人間の実生活で言えば，月給がいくらとか時給がいくらとかの給料などはこのバランスに近いものとなる。

　このバランスが一定ではなく，**コスト**の何倍もの**強化子**を得たり，時には全くの０で終わったりすることがある。ギャンブルがその代表であり，最も極端に振れるものの例としては宝くじがある。宝くじを買う時に大安吉日を選ぶとか，当たりがよく出ている売り場に行くなどがコストで，宝くじが当たり数億円的中を夢見るのとのバランスになる。アメリカにはパワーボールという宝くじがあり，過去に何回か６億ドル（日本円で約700億円）以上の当選者があらわれている。パワーボールとは１口２ドルから購入でき方法としては，１から69の中から５つの数字を選び，さらに「パワーボール」と呼ばれるもう１つの数字を１から29の中から選ぶ仕組みになっている。つまり１口２ドルの費用と数字を６つ選ぶことがコストになり，強化子としての報酬が６億ドルだったことになる。

（2）連続強化と部分強化

　スキナーの道具的条件づけの説明のように，ネズミのレバー押しに対して必ず強化子を与えるやり方を**連続強化**という。一方，毎回ではなく，ときどき強化子を与えるやり方を**部分強化**という。たまに褒めてあげるなどはこの**部分強化**にあたる。

　先に出てきたギャンブルが趣味のレベルを超えて，生活を脅かすようになった状態をギャンブル依存症という。ギャンブル依存症に陥る要因の１つとして，コストと強化子のバランスと，**部分強化**の両面が関わっていることを理解する必要がある。ギャンブル依存症については，WHO作成のICD-11（国際疾病分類第11版）では，「物質使用及び嗜好行動による障害」として精神疾患の治療対象となっている。

（3）正と負の強化

　強化子には，いわゆる「罰」と呼ばれるマイナスの報酬もある。行動の増減と，強化子の正負の組み合わせにより，４つのパターンがある（**表**

表6-1　行動の増減と強化子の正負の組み合わせ

	正の刺激	負の刺激
行動の増加	正の強化	負の強化
行動の減少	正の罰	負の罰

6-1）。

① **正の強化**とは，スキナーの道具的条件づけの説明のように，レバーを押すと餌や水がもらえることで，ネズミのレバー押し反応が増えたような場合をいう。お金がもらえるからアルバイトを頑張る場合もこれに相当する。

② **負の強化**とは，行動が起こった時に強化子を取り除くと，行動の発生頻度が増加することをいう。道具的条件づけで例えると，レバーを押し続けない限り，電気ショックが流れるような条件設定にすると，ネズミのレバー押しの回数が増えることになる。

③ **正の罰**とは，行動が起こった時に強化子を与えると，行動の出現頻度が減少することをいう。道具的条件づけで例えると，レバーを押すと電気ショックが流れる条件設定にすると，ネズミはレバー押しをしなくなる。

④ **負の罰**とは，行動が起こった時に強化子を取り除くと，行動の出現頻度が減少することをいう。日常生活における**罰則**がこれに当たる。道具的条件づけで例えると，レバーを押さない限り一定に餌が与えられ，レバーを押すと餌が出てこなくなる条件設定にすると，ネズミはレバーを押さなくなる。

3．技能学習（skill learning）

　技能とは，感覚系（sensory system）と運動系（motor system）の**協応**に基づく学習のことである。簡単に言えば外部からの刺激のインプットと体を動かすアウトプットを同時にコントロールすることである。例えば，楽器の演奏やスポーツの上達，自動車の運転などが技能に相当する。これはかなり高度な処理ができないと不可能なことになり，現時点では最先端のロボットは一輪車に乗ることができないほどである。つまり，一輪車に乗れる子供は最先端のロボットよりも高度なことができることを意味しており，人

間の持つ能力の高さを表している。

　このように高度な処理を必要とすることから，簡単に習得できるものではない。そこで，技能学習におけるポイントをあげていく。

（1）結果の知識（フィードバック）

　今述べたように簡単に習得できないものが多いので，自分の行動の結果を**フィードバック**により知ることは，技能学習においての必須条件となる。自転車を乗り始めた子供が失敗して転んだり，楽器の演奏で間違えて違う音が出てしまったりなどは，自分でもわかりやすいが，口頭や論述など自分では分かりにくいものも同様である。特に運動面における結果のフィードバックはできるだけ即時に行うほうがその効果が高い。

（2）全習法と分習法（領域）

　学習しようとしている内容を初めから順番に網羅していくやり方を**全習法**といい，内容をいくつかに分けてそれぞれ別々にアプローチしていくやり方を**分習法**という。領域に関しては，全習法のほうが分習法よりも能率的といわれる。しかし，両者を組み合わせ，まず全習法で行い，特別に難かしい所や大切な所は分習法を用い，さらに全習法で全体をまとめるのが効果的となる。また，医療や法律など領域が非常に広範囲にわたる場合や学習材料の多いときは初めから分習法のほうが良いこともある。

（3）集中法と分散法（時間）

　ある程度の学習時間をまとめてずっと持続して行うことを**集中法**といい，途中で休憩を挟みながらいくつかに分けて行うことを**分散法**という。時間については，分散法のほうが効果的であることが分かっている。これは，休息中に疲労が回復すること，記憶痕跡が安定すること，妨害反応が消失することがその理由としてあげられる。

（4）転移

　例えばピアノが弾ける人はエレクトーンも弾けるなどのように，ある技能の学習効果が類似の技能の学習に波及することを**転移**という。この転移には，前の学習が後の学習に促進的に働く正の転移と，阻害的に働く負の転移

がある。冬の競技であるスピードスケートのオリンピック選手が，トレーニングを兼ねて自転車競技にチャレンジして，夏のオリンピックにも出場したケースがいくつかあるが，これは正の転移の典型例と言える。

4．社会的学習

（1）観察学習（モデリング modeling）

これまで紹介した理論は，あくまでも自分で直接経験したことが前提となっている。ところが我々の実際の生活を振り返ると，経験できることは非常に限られている。つまり，すでに経験をした他者の経験を見聞して，その代理的な経験からの学習（代理学習）が大きな比重をもっていることになる。その間接的な代理学習の代表は，バンデューラ（カナダ，1990)[※2]が提唱した**観察学習（モデリング）**である。

観察学習（モデリング）とは，学習者がモデルを観察するだけで，自ら反応したり，強化を受けなくても成立する学習（無試行・無強化学習）のことである。

バンデューラは，子供たちを被験者として，風船のように膨らませた人形（ボボ人形）に攻撃をしている映像を見せた群と見せなかった群でどのような行動の違いが出るのかを検証した。その結果，見せた群の子供たちの方が，その後の遊び方が暴力的になったというものであった。この結果を受けて，バンデューラは**観察学習（モデリング）**を提唱した。

（2）自己効力

このバンデューラであるが，**自己効力**という概念も提唱している。自己効力とは，これだけのことができるだろうという効力期待（effiacy excatation）のことを指す。これは，認知と行動の相互依存関係を解明しようとした理論となっている。

職場などの社会生活においても，しばしば自己効力を上げようと言われる。では，その自己効力の源泉としてはどのようなものがあるのだろうか。

まずは，伝統的な学習概念が扱う試行錯誤による**直接経験**が，最も効果的なものになる。ただし，先に説明したように，直接経験できることは限られているため，それ以外の方法が必要となる。その代表が，**観察学習（モデリ**

ング）であり，すでに実行可能な行動を観察し代理学習をすることで，幅広い効果的な学習の期待ができる。

また，言葉を用いての行動変容で，言語を使用する社会にある人間が，最も頻繁に試みる方法が言語的説得である。最も使用するが，実際の効果は疑問とされる。これは，言われたほうに根拠が持てないためである。言語的説得を使用するならば，かなり細かく本人の過去の経験と新しく関わるものの内容を比較し，結び付けた論理的説明が必要であり「あなたなら出来る。信じてるから。」といったものでは**自己効力**は向上しない。

ほかに，**情動提起機能**という，情動を提起する刺激を入力することで，結果としての情動反応が学習を促進したり，妨害したりすることも**自己効力**に影響がでる要因である。

5．練習

練習とは，一定の目的，すなわち行動を改善し，上達しようとする**目的を持って**，各種の身体的あるいは**精神的作業を繰り返す**ことである。

（1）練習効果
目的をもって作業を繰り返すことによって効果が出てくる。その効果のことを**練習効果**という。パフォーマンスとして分かりやすいものは，作業が正確になったり，速くなったり，作業量が多くなるなどがある。また，精神機能も精密・鋭敏になり，効果的に，しかも自動的に働くようになる。よって，始めは意識し，緊張し，努力して行っていたことが，半意識的にまたは無意識的に行われるようになる。日常で**練習効果**を表す言葉としては，「熟練する」とか「こつがわかる」などがある。

（2）練習曲線（学習曲線）
練習曲線とは，練習による効果を曲線でグラフにあらわしたものをいう。練習効果を見るためにどのような指標を使用するかには次のようなものがある。
①一定時間内にできる作業量。量の増大が効果の表れになるので，右肩上がりの線になる。

②一定単位の作業を行うのに要する時間。時間の短縮が効果の表れになるので，右肩下がりの線になる。

③エラーの数。シンプルに減少する方が効果の表れになる。

④成功・失敗または正誤の比率。成功や正解の比率が高い方が練習の効果が表われていることになる。

⑤作業の質的変化の採点などを測度として，これを縦軸に取り，練習回数を横軸にとってグラフに表したもの。外国語の試験などで，発音やアクセントの設問の点数配分を低く設定し，文章読解の設問の点数配分を高く設定する。結果，文章読解の設問の正答が増えると全体の得点もアップするといったものはこれに相当する。

（3）練習の極限

　どんなに目的を持った練習をしても際限なく技能が上達するわけではない。何らかの形で訪れる限界のことを**練習の極限**という。さまざまな要因から極限が来るが，その要因をいくつか紹介する。

①一定の練習をしていてもそれ以上の進歩が生理的に不可能となる**生理的極限**。オリンピックなどのトップアスリートはこの極限を目指していることになる。

②同一の方法ではそれ以上進歩しない**方法的極限**。

③学習者が現在の進歩で満足し，それ以上の進歩を望まないときに起こる**動機づけの極限**。

④それ以上の進歩は，実際には必要ない場合に考えられる**実用的極限**。

先生！最近「認知行動療法」って言葉を聞くことがあるんですけど，この章で扱った「行動療法」とは関係があるんですか？

「行動療法」は行動主義に基づいているので，観察できない思考や信念のような内面を扱うことを嫌ったんだよ。これとは全く別の心理療法として，ベックA.T.（1963年）※3 が提唱した「認知療法」というものがある。これは，不適応行動はその人の歪んだ認知や信念（思考様式，スキーマ）に基づいているので，この歪んだ認知や信念の修正によって不適応行動を治療しようとする考え方になる。そのために，自分の行動を客観的に評価し，一層現実的な認知や信念を持たせようとする立場を取っているんだ。この違うコンセプトの「行動療法」と「認知療法」が合体したものが「認知行動療法」になるね。

つまり，「行動療法」を扱う人の中に，クライアントの思考や信念といった観察や記録できない現象に関心を払う人々が現れた。一方，「認知療法」を扱う人の中にも歪んだ認知や信念を修正する手段として行動療法的なアプローチをする人が現れた。この両者が合体した状態が「認知的行動療法」のスタートになる。つまり，基本的には，不適応行動は自己・環境・未来などに対する本人の不合理な考え方に基づいているので，行動的な技法を用いてそれを改めさせることによって不適応行動を改善しようとするというのが初期の認知行動療法になるかな。その後徐々に技法としても効果の検証も世界中で進むことによってその地位を確立した感がある。

日本においては，2010年よりうつ病（うつ病等の気分障害）に対して認知療法・認知行動療法は一定の要件を満たせば16回を限度に保険診療で治療を受けることができるようになったんだ。適用範囲は徐々に拡大して，2016年にはパニック症（パニック障害），社交不安症（社交不安障害），強迫症（強迫性障害），心的外傷後ストレス障害（PTSD）に，2018年には神経性過食症も対象に加わったんだ。

そうなんですね。では，認知行動療法が行われれば，安心って感じになるんですか？

もちろん様々な疾患に効果があることは実証されいているし，医療機関で治療を受けるときは，保険適用になるからファーストチョイスにはなるとは思う。ただし，もっと大事なことは，クライアントの状態や問題を正しくアセスメントして，その人にとって最も効果の高い技法を選択できるかどうかだよ。心理療法も道具だから，正しい使い方をしないとデメリットの方が強くなるからね。

分かりました！

参考・引用文献

※1 Skinner, B, F.（1953）Science and Human Behavior,. A free copy of this book（in a 1.6 MB .pdf file）may be downloaded at the B. F. Skinner Foundation web site BFSkinner.org.
※2 Bandura, A.（1971）. Psychological modeling: conflicting theories.
※3 Beck, A. T.（1976）大野裕（訳）（1990）認知療法　精神療法の新しい発展　岩崎学術出版社

第 **7** 章 記憶

　日常でも記憶という用語は頻繁に使用するとても重要なものである。過去に経験した情報を扱うという点では第6章の学習と重なる部分も多いが，心理学領域においては専門的に扱われ，古くて新しい研究領域である。人間にとって必要不可欠な能力であり，また，普段の生活や試験勉強などにも応用が利くことが多くあるので，ここでしっかりとそのプロセスを理解して，使えるようにしておこう。

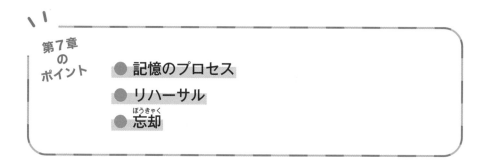

第7章のポイント

● 記憶のプロセス

● リハーサル

● 忘却（ぼうきゃく）

1. 記憶のプロセス

　記憶の学問的定義は，「人が過去に経験したことを一定の時間的経過後の行動の中で再現する精神活動」となる。どのようにして記憶情報が脳内に定着するのかのメカニズムは，まだ完全には解明されていない。分かっていることとして，**海馬**（かいば）というタツノオトシゴに似ている形状をした部位が記憶の中枢の1つとして大きく関与していることである。

　海馬や海馬の周囲に位置する**海馬傍回**（かいばぼうかい）が委縮することにより、アルツハイマー型認知症になることが分かっている。海馬や海馬傍回が委縮すると，アルツハイマー型認知症の大きな特徴である記憶障害につながる。また海馬は，ストレスや酸素不足状況で脆弱化（ぜいじゃく）することも分かっている。海馬は，すぐ近くにある**扁桃体**（へんとうたい）というアーモンドに形状が似ている部位と密接な連携を

しており，扁桃体⇔海馬傍回⇔海馬で情報交換を行い，記憶の定着，特に長期記憶へ情報固定する機能があると考えられている。**扁桃体**は感情の中枢の１つにも考えられており，そのことが記憶の情報と感情を強く結びつけていることの理由でもある。ほかにも**視床下部**なども含めた**大脳辺縁系**や，高度な認知機能に関連する**大脳皮質**など脳の多くの領域と連携していることもあり，非常に高度で複雑なメカニズムである。

記憶のプロセスを簡単にまとめると
①情報を入れて覚える。
②必要になるときまで情報を保存する。
③必要になったときに必要な情報を取り出す。
　以上の３段階になる。まずはこのプロセスについて心理学の専門用語でまとめる（**表 7 - 1**）。

表 7 - 1　**記憶のプロセス**

○情報を刻み覚え込むこと⇒**記銘**（memorization），**符号化**（encoding）

○情報を保存すること⇒**貯蔵**（storage），**保持**（retention）

○情報を取り出すこと⇒**想起，検索**（retrieval）下の２種類ある。

・想起してその内容を思い出す。手掛かりなしで思い出す⇒**再生**（recall）

・事物を見て見たことがあるかを判断する。手掛かりによって思い出す⇒**再認**（recognition）

2．情報の保持時間による記憶の分類

　人は，入ってきた情報の全てを永久に保持するわけではない。必要に応じて保持時間の使い分けをしている。その情報の保持時間の違いから，アトキンソン ＆ シフリン（1968）[※1]は，感覚記憶，短期記憶，長期記憶の３つに分類した（**表 7 - 2**）。

表7-2　各記憶段階の保持時間と容量

	感覚記憶	短期記憶	長期記憶
時間	視覚：100ミリ秒 聴覚：2,3秒	18秒で80％忘却	1分以上
容量	8～10項目	7±2チャンク	無限
移行	限界容量による選択	維持リハーサル （浅い処理）	精緻化リハーサル （深い処理）

（1）感覚記憶（sensory memory）

　外部から感覚器官に入ってきた情報のことである。情報の保持時間は1～5秒程度と短い。つまり，放っておくとすぐに消えてしまう情報である。ぼんやりと電車の外の風景を見ていて，その見ているときには風景を覚えているが，スマートフォンのバイブが作動して，注意をスマートフォンに向けたときには，風景のことは忘れてしまっているようなものが感覚記憶に相当する。

（2）短期記憶（short term memory，STM）

　感覚記憶の情報のうち，注意が向けられるなどの処理が行われた情報のことである。保持時間の目安は30秒程度と覚えておくとよい。簡単に言えば必要があるのでちょっとだけ取っておく情報ということになる。あくまでもちょっとだけ取っておくものなので，保存できる容量には限界があり，その限界量は7±2**チャンク**といわれる。この**チャンク**とは，**まとまった意味単位**という意味の用語である。例えば，ひらがな3文字で「おとこ」とあれば，「男」という1つの意味になるので1チャンクとなる。この3文字を並び替えて「ことお」とすると意味が無くなってしまうのでひらがな3つの3チャンクとなる。スマートフォンの電話番号は全部で11桁ある。これがランダムに並んでいた場合，すぐに覚えるのは難しい。しかし，最初の3桁は，090や080のように見ただけでスマートフォンの番号と理解できるため1チャンクになる。そのあとに8桁並んでいるので，1チャンク＋8チャンク＝9チャンクとなり，ギリギリ短期記憶として覚えておける情報量となっている。

（3）長期記憶（long term memory，LTM）[2]

　情報の長期間の保存が必要な場合，**リハーサル**を繰り返し，長期保存用に

再符号化（再度情報を覚え込む）される。この情報のことを**長期記憶**とい
い，日常において**記憶**という場合にはこの**長期記憶**を指すことが多い。長期
記憶に情報を保存するためのリハーサルには2種類ある。

①維持リハーサル

　短期記憶に入った情報をそのまま保存しようとするもの。情報の中身の理
解は乏しく，ほかの知識や情報とのつながりも弱い。つまり，あとから使い
たくなっても使えない可能性が高い。テスト前の丸暗記などはこちらにあた
る。

②精緻化リハーサル

　長期記憶に保存するために，情報を関連づけたり知識をまとめたりする処
理のこと。情報を理解し，すでに持っているほかの知識や情報とのつながり
が強い。つまり，あとから使いたいときに関連した情報と一緒になって利用
できる。普段の試験勉強などで，精緻化リハーサルを行うことはとても大変
ではあるが，のちのち使うことを考えると，自分なりの精緻化リハーサルの
方略を見出しておくと良い。

3．記憶情報の内容による分類

（1）機械的記憶と論理的記憶（意味的記憶）

①機械的記憶

　丸暗記など意味が分からなくても，すべて覚えてしまうもの。14歳ごろま
で急速に発達し，20歳ごろに頂点に達し，その後は衰退するといわれる。

②論理的記憶（意味的記憶）

　意味を考え，それを手掛かりとして覚えるもの。機械的記憶から変化す
る。年齢を重ねても衰退しないといわれる。

（2）聴覚型記憶と視覚型記憶

①聴覚型記憶

　耳から覚える記憶のこと。年齢が低いうちは視覚型記憶よりも優れるとさ
れる。

②視覚型記憶

　目から覚える記憶のこと。こちらは年齢か進むに連れて能率的になる。こ

の違いは，聴覚のほうが視覚よりも発達が早いという感覚器官の発達の違いから来る。

このほかにも**運動型記憶**，**混合型記憶**などがある。一般には個々の器官を別々に働かせるよりもいろいろな器官を同時に働かせたほうが，脳の多くの領域を使用することになり，情報の保存には効果が高い。講義内容を覚える意味では，講義中に板書やスライドを観たりする視覚型，先生の話を聞く聴覚型，ノートやメモを取る運動型など多くの領域を使用できることになる。つまり講義中に寝たり，ほかの科目の課題を内職したりすることなく「講義をしっかり受ける」ことが１番効率的といえる。

（3）意味記憶とエピソード記憶
①意味記憶
長期記憶のうち，**いつ・どこで学習したかを特定できない**知識・事象に関する記憶のこと。言葉の意味，言葉の使い方，科学的記号などが当てはまる。
②エピソード記憶
いつ・どこで学習したかを特定できる知識・事象に関する記憶であり，自叙伝的記憶ともいわれる。

（4）手続き記憶
手続き記憶とは，意識にあまり上ることのない習慣的動作，技能学習，運動学習，知覚学習などで得られた記憶のこと。この手続き記憶の能力があるために，１つひとつの動作を改めて学習することなくスムーズに行動できることになっている。**手続き記憶**の一連の行動は順序性をもつため，途中の１つの手順でつまずくと次がうまくいかないことがあり，**ヒューマンエラーの要因**にもなる。[※3]

また，近年問題となっている，認知症者の自動車の運転による事故についても手続き記憶で説明できる部分がある。かなり認知症が進んだ状態であっても，運転自体は長年の経験からの学習により可能である。しかし，安全に運転するためには，その瞬間ごとの認知的判断が不可欠となる。しかし，その認知的判断機能が低下している状態が認知症であり，そのために安全に運

転することが困難となる。そこで近年，道路交通法がたびたび改正され，後期高齢者の運転免許更新の際に認知機能検査が実施されるようになった経緯がある。[4] この後期高齢者対象の運転免許更新に関する細かい内容は第13章「老年期」で説明する。

4．忘却の理論

　人は入ってきた情報すべてを永久に保存しているわけではない。試験のときに答えが思い浮かばなかったり，久しぶりに会った人の名前が出てこなかったりなどの経験は多くあると思う。**忘却**とは，その欲しい情報が想起（情報を取り出す）できない状態のことを指す。**忘却**について，いくつかの理論を紹介する。

（1）干渉説

　ジェンキンズ ＆ ダーレンバック，（1924）[5] が提唱した、忘却は記銘（情報を覚え込む）してから想起するまでの間になされる精神活動の干渉によって起こるという説である。

　これは，無意味つづり（人工的に作った無意味なつづり字）を学習後，再生するまでの間に睡眠をとっていた人と，日常生活を送っていた人との比較で，睡眠をとるほうが日常生活をするよりも忘却が少ないという結果からいわれているものである。約100年前の研究結果ではあるが，この理論は正しい面が強い。試験勉強でいえば，「覚えたら寝る」のがより記憶情報が定着する。第1章で扱った**レム睡眠**中に保存の処理を行えるためと考えられている。また，この干渉には，時間的に前の記憶が後の記憶に干渉する**順向抑制**と，後の記憶が前の記憶に干渉する**逆行抑制**がある。

（2）検索失敗説

　タルヴィング ＆ トムソン（1973）[6] が提唱した情報処理理論による考え方である。この理論では，**忘却は情報の検索そのものの失敗によるもの**としている。これは，手掛かりがなく情報を想起する**再生**ができなくても，適切な手掛かりが与えられれば情報を想起する**再認**ができるということである。もし情報そのものが無くなっているならば，手掛かりを使っても情報は出て

こないはずで，再認はできないはずである。つまり**「再生できないこと」**と**「忘却」はイコールではない**ことが示されている。

（3）抑圧説

フロイトの**精神分析**による忘却の理論である。この章の最初で述べたように，記憶の情報と感情は密接に関連している。抑圧説では，自我を脅かすような強烈で不快な体験（例えば幼少時の虐待経験など＝**トラウマ：心的外傷**）は，普段すぐに思い出せる状態だと，簡単に思い出せてしまい，そのたびに辛い感情を体験することになる。そこで，その嫌な情報を，抑圧して無意識に押し込められることにより忘却が生じるとしている。ただし，抑え込んではいるが，存在が消えたわけではないので，成長して大きくなった時にその情報が悪さをしている状態が**神経症**の状態だとフロイトは考えた。

精神分析では，その抑圧されているトラウマの記憶情報を，膨大な時間をかけ，タイミングや順序を考慮しながら意識レベルに引き出す。そして，辛いけれどもそのトラウマと直面し，克服することで現在の神経症行動を改善するという心理療法になる。

●●　効果的記憶法の紹介　●●

ここで，第6章「学習」とこの第7章「記憶」で扱ったものから自身の学習の際に応用できる効果的記憶法の一部を紹介する。

（1）覚えようと努力すること。自信を持ち，あせったり，いらいらしたりしない。

（2）覚えようとするものについて意味を理解する。丸暗記は避ける。

（3）覚えようとすることが長くて難しいときには，幾つかに区切って一部分ずつ覚える　（全習法＜分習法）。

（4）ときどき休みを入れる。詰め込みを避ける（集中法＜分散法）。

（5）一連の内容については，一緒に順序だてて覚える。

（6）何回も反復する（過剰学習）。

（7）要点を整理する。

（8）意味や節をつけて覚えるなど，記憶術を応用する。

（9）早めに時々復習する。

（10）一つのことを覚えたあとはしばらく休んで，そのあとで新しいものを学習する。似たものは混乱する（干渉）。

　以上，学習や記憶の理論を使った効果的記憶法の一部を紹介した。しかし，効果的記憶法において最も大事なことは**アウトプットすることをイメージしてインプットすること**である。看護学生は，多くの科目の修了試験や最終的な看護師国家試験を必ず受ける。これは，学習した際や，話を聞いた際に，その言葉自体の意味がなんとなくわかっている程度ではなく，しっかりと自分の一部として身に付いているのかを確認するためである。そこで，試験前に友人同士で問題を出し合ったり，アウトプットメインの勉強法を取り入れてみたりすることを強くお勧めする。

参考・引用文献

※1　Atkinson, R. C., & Shiffrin, R. M. (1968). Human memory: A proposed system and its control processes. In K. W. Spence, & J. T. Spence (Eds.), The Psychology of Learning and Motivation: Advances in Research and Theory (2), 89-195. Academic Press.

※2　Squire, L.R., & Zola, S.M. (1996). Structure and function of declarative and nondeclarative memory systems. Proceedings of the National Academy of Sciences of the United States of America, 93(24), 13515-22

※3　行場次朗・箱田裕司　編（2014）『新・知性と感性の心理』福村出版

※4　警視庁ホームページ　認知機能検査と高齢者講習（75歳以上の方の免許更新）
　　　https://www.keishicho.metro.tokyo.lg.jp/menkyo/koshu/koshu/over75.html　2022年5月26日検索

※5　Jenkins, J. G., & Dallenbach, K. M. (1924). Obliviscence during sleep and waking. The American Journal of Psychology, 35, 605-612

※6　Tulving, E., & Thomson, D. M. (1973). Encoding specificity and retrieval processes in episodic memory. Psychological Review, 80, 352-373

※7　Kawai, N., Morokuma, S., Tomomaga, M., Horimoto, N., & Tanaka, M.（2004）. Associative learning and memory in a chimpanzee fetus: Learning and long-lasting memory before birth. Developmental Psychobiology, 44(2), 116-122

※8　川合信幸（2007）子どもの時のことを覚えていないのはなぜ？　日本心理学会編　心理学ワールド　39，34

先生！赤ちゃんのころの記憶がどうしても思い出せないんですけど，これってなぜですか？

人は誰しも赤ちゃんのころの記憶が無いのが普通。これを幼児期健忘と言うんだ。ある研究では，幼いころの重要な出来事について調べたところ，詳しく思い出せたのは3歳以降のことばかりで，それ以前についてはほとんど何も覚えていないことが分かっている。だからといって，乳児期にまったく記憶できないわけでは無い。これまでの研究で，生後3カ月で1週間，生後4カ月で2週間ほど記憶が保持されていることが分かっている。ではどうして私たちは赤ちゃんのころのことを覚えていないのかというと，大きく分けて2つの考えがある。1つは，乳幼児期の学習は未熟で，記憶をうまく固着できない（記銘の失敗）とする考え。もう1つは，記憶の貯蔵に必要とされた神経ネットワークが，後に発達したものに飲み込まれて，当時の記憶を思い出せない（検索の失敗）とする考え。

それぞれに合致する結果があり，完全に否定することはできないけど，これまでのところ検索の失敗説のほうが支持されている。

一般的に子どもは1歳半ごろまでに言葉を話し始める。つまり，1歳半ごろまでに言葉を記憶したからこそだね。それでも赤ちゃんのころの記憶がないように感じるのは，「いつ」「どこで」「なにを」したかというエピソード記憶が発達していないからだと思われている。第10章の幼児期のところでも扱うけれど，時間知覚という時の流れができるようになると，情報の検索条件が"時間の流れに乗っているもの"になってしまうせいで，流れができる前の情報が思い出せなくなるということだろうね。この時間知覚ができ始める時期とエピソード記憶が機能し始める時期がともに，4歳ごろといわれている。つまり自身の最も幼いころの記憶の年齢が，その人にとっての時間知覚がしっかりしてきたと考えておくと分かりやすいよ。※7, 8

小さいころの経験というのも無駄ではないってことですね！

そういうことです。言語のような知性の面でも，芸術に感動するような感性の面でも，小さいころの経験はとても重要だということが分かっているからね。

第8章 発達（1）発達の研究法と発達理論

看護に限らず，日常生活場面においても「生涯発達」のように見かけることが多い発達とは，どのようなものかについて学ぶ。特に看護では，「小児看護」「成人看護」「老年看護」のように発達段階に応じた内容でカリキュラムが構成されていることから，その理解はとても重要なものとなる。この章では，発達の定義や研究法，発達理論などを理解し，この先の各発達段階の理解の基礎を作ることを目的とする。

第8章の
ポイント

- ● 縦断的研究と横断的研究
- ● コホート要因
- ● ピアジェ
- ● フロイト
- ● マーラー
- ● エリクソン
- ● ハヴィガースト

1. 発達における遺伝と環境

（1）発達

発達を辞書的な意味でいえば，「発育して完全な形態に近づくこと」，「進歩して完全な域に向かうこと」，「個体が生命活動において環境に適応して行く過程」，「成長と学習の2要因を含む」ということになる。

英語では **develop** と表記されるが，**de** は，「開く」「解く」という意味の接頭語で，**velop** は，「包み」という意味から成る。また **de** は，学習や

経験を表しており，**velop** は，遺伝・素質を表している。つまり発達という語そのものが環境と遺伝の両方を意味しているわけである。そこで，**発達は成熟**（遺伝要因が自然に展開して表れる部分）と第6章で説明した**学習**という2つの要因による結果ということになり，そのどちらを重視するかで学問的な立場が変わってくる。

（2）成熟優位説

　ゲゼル（アメリカ，1929）は，一卵性双生児の一人に特定技能についての訓練を課し，もう一人は放置するという**一卵性双生児統制法**による研究を行った。訓練を行ったほうの成績は一時的には良くなるものの，時間の経過とともに差がなくなった。そこでゲゼルは，学習は成熟に及ばないという**成熟優位説**を提唱した。言い換えれば，学習者にある程度の発達状態が整ってくれば，訓練をしなくても自然に習得できるということになる。この学習を行うための発達状態が整うことを**レディネス**（準備状態）という。ゲゼルの成熟優位説は，**レディネス**（準備状態）を重視する。

（3）遺伝と環境

　遺伝と環境の関係を説明した理論の中で，ジェンセン（アメリカ，1960）の**環境閾値説**は，**環境は閾値要因として働く**としている。つまり，環境が非常に悪い場合には心的機能の発達は妨げられるが，各機能に一定水準の環境さえ整えば，発達は保証されるとする考え方である（**図8-1**）。

　このジェンセンの環境閾値説の特性Aに相当するものとしては，「身長・体重」などがあげられる。極端な栄養失調状態などでなければ，環境によらずそれ相応に成長することになる。

　特性Bに相当するものとしては，知能検査で測れるような「知能」などがあげられる。教育を受ける環境に置かれていれば，その能力が発現することとなる。

　特性Cに相当するものとしては，一見特性Bと似ているが異なるものとして「学業成績」などがあげられる。例えば耳塚寛明（2007）などの研究では，親の世帯所得と子供の学力には関係があることを指摘している。[1]

　特性Dに相当するものとしては「外国語の発音」や「絶対音感」などがあげられる。実際に外国語に接するような環境がなければ，外国語の発音を

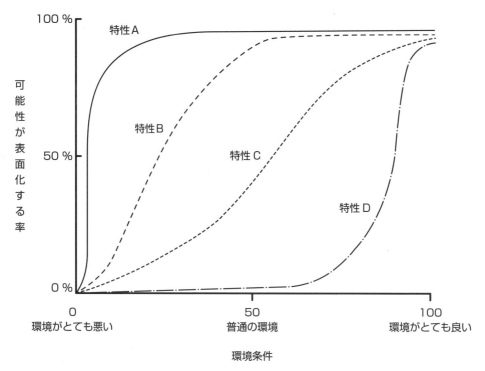

図8-1　ジェンセンの環境閾値説

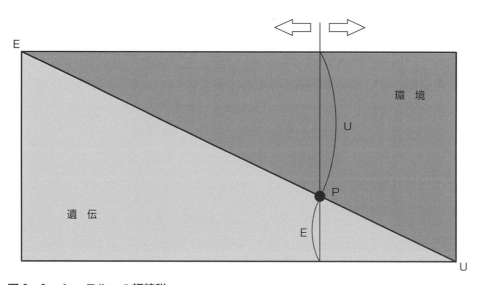

図8-2　シュテルンの輻輳説
環境をU、遺伝をE、パーソナリティをPとして、図中の縦線（発達過程）のパーソナリティ（P）は、環境（U）による影響が遺伝（E）による影響よりも大きい状態を示している。縦線に位置によって影響の比率が変わってくる。

自在に弁別する能力が育たないことは分かりやすいと思う。

　また，シュテルンの**輻輳説**では，遺伝と環境がレールの両輪のように双方が同時に存在し相互作用することが大切だとした（**図8-2**）。

2. 発達の研究法

　発達の研究法には大きく2つの方法がある。この2つの方法のメリットとデメリットは必ず理解しておく必要がある。特に時間経過や個人差，経験の差が大きくなる**老年期**のデータの解釈を行う際に，大きな意味を持つからである。

　1つ目は**縦断的研究法**と呼ばれ，ある期間にわたって**同一対象者群**から逐年的に取った資料を比較する方法である。この方法では，発達のプロセスや条件分析ができることが最大のメリットである一方，デメリットとして，経済的・時間的・労力的な負担が大きいことがあげられる。

　2つ目は**横断的研究法**と呼ばれ，**異なる発達段階にあるいくつかの対象者群**から取った資料を用いて発達的傾向を求める方法である。この方法では，短期間に大量のデータが得られるのがメリットである一方，同一対象者群の一貫したデータが得られないというデメリットがある。

　それでは，研究法の違いによって何が変わるのだろうか。もし何も変わらないのであれば，**横断的研究法**だけでも問題はないことになる。研究法の違いが最も関係するのが**コホート要因**（時代背景）である。この**コホート要因**は全発達段階に関係するが，特に第13章の「老年期」の問題を考える際に大きなポイントになる。研究法の違いによって，得られる知見の意味が異なることもあるので，この点は押さえておく必要がある。

3. 発達の理論

　発達についての理論は多く存在するが，その中で，成人期や老年期といった年齢を重ねた発達段階も含まれている理論はそれほど多くない。細かい経緯については第13章の「老年期」でも説明するが，当時勢力が強かったピアジェ学派のフラヴェル（1970）が，発達という語を成人にまで適用することに疑義を表明したことがある。また，成人と比較すると，子供の研究は先に説明した**縦断的研究**が行いやすく，その変化を捉えやすい側面もある。そこで心理学においても「発達研究＝子供の研究」という時代があり，世界中の発達心理学研究者が子供の研究を進めていった。このことを踏まえたうえで，いくつかの理論を説明していく。[※2]

（1）ピアジェ．Jの発達理論

　ピアジェの発達理論を理解するうえでいくつかの重要な用語がある。

○**シェマ**（スキーマ：schéma）：**シェマ**とは，特定の個々の構造を意味する。簡単に言えば，その時点で持っている行動パターンや思考パターンのこと。

○**同化**：その時点でのシェマで対応できること。

○**調節**：その時点のシェマで対応できない時に，行動パターンや思考パターンを変化させて対応できるようにすること。

○**操作**：シェマ同士を結び付けて客観的な結論を出すこと。

　ピアジェの発達理論とは，子供が既にもっている**シェマ**に外部のものを取り入れたり（**同化**），取り入れがうまく行かないときには修正したり（**調節**）していくことにより，より高度な認知的能力を身に付けることである。そして，その過程で**操作**しながら客観的な結論を出せるようになっていくことである。[※3]

①　0〜2歳：感覚運動的思考の段階

　感覚運動的思考の段階とは，前概念的思考とも表現できる。概念とは，言語・文字・記号のことを指すので，まだそれらのものが使えない時期ということになる。この**感覚運動的思考の段階**は，さらに6つに分けることができる

❶　0〜1ヶ月：**反射の段階**（原始反射）であり，この時期のシェマは同化である。

❷　1〜4ヶ月：**一次的循環反応の段階**と呼ばれ，2つ以上のシェマの共応をすることによって，口に指を持っていくなど最初の習慣が成立する時期となる。

❸　4〜8ヶ月：**二次的循環反応の段階**あるいは**一次的シェマの協調段階**と呼ばれ，目的のある行動を反復する調節作用が起きている。これは，目的性，志向性，意図的，思考の芽生えといえる。

❹　8〜12ヶ月：**二次的シェマの協調段階**と呼ばれ，調節機能の発達が進む。

❺　12〜18ヶ月：**三次的循環反応の段階**と呼ばれ，**試行錯誤**や**探索反応**が行われるようになる。

❻　18〜24ヶ月：**洞察**（insight）による問題解決の段階が始まる。

②　**2〜7,8歳：前操作的思考の段階**（preoperational period）

　この段階は，まだ客観的な結論が導き出せないこと意味する。このことを説明するために次のような課題が用いられる（図8-3）。キャンディを6個ずつ2列に並べて，3歳児の目の前で片方の列の長さを変えてみせ，どちらの列のキャンディが欲しいかたずねる。

　前操作的思考の段階の3歳児のほとんどが長い列の方を選ぶが，次の**具体的操作の段階**の7歳児では，そのような選択をしなくなる。これは，見た目の列の長さと数の多さとは無関係であることを理解するからである。これを「保存の獲得ができるようになった」と表現する。

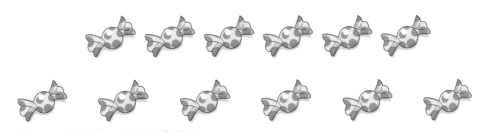

図8-3　ピアジェの数の保存課題

　また，**前操作的思考の段階**の特徴を**自己中心性**と表現する。**自己中心性**とは，わがままではなく，世界を自分の視点からしか見られず，相手の立場からは想像できないことを意味する。この前操作的思考の段階は2つに分けることができる。

❶　**2〜4歳：象徴的思考の段階（表象的思考の段階）**

　象徴（symbol）とは，現実的な事象が代理的に再現されることである。この時期にできるようになることの代表として次の3つがある。
　〇**延滞模倣**が可能となる。これは目の前に対象のモデルがいなくても，模倣ができることである。
　〇**象徴遊び（ごっこ遊び）**が可能となり，ふりをする，まねをするなどができるようになる。
　〇**描画**が可能となる。この段階よりも前から絵自体は描けるが，多くの場合線を殴りがきしたようなもの（スクイッグル）である。その状態では

なく，「これはボール」「これがワンワン」といったような描き分けができるようになってくる。

　この3つのことができるようになるためには，主観的なレベルを超えてsign（サイン，ごっこ遊びにみられる象徴）を使うようになり，高度で抽象的なレベルで問題解決ができなければならない。そのためには，実際の眼前の事物を覚える機能と，表現しようとする機能を分離して使用でき，さらにつながりを持って処理できなければならないため，かなり高度な認知機能を必要とすることになる。

　付け加えるならば，子供の絵画的表現の発達について，これまでの研究で，描画の発達と知能の発達には比較的高い相関があることが分かっている。このことを利用して作成されたのが人物画知能検査であり，日本では**グッドイナフ人物画知能検査**が標準化されている。

　そこまで難しいレベルの話ではなくても，5月の母の日や6月の父の日に，スーパーなどで子供が描いた絵が掲示されることがある。その際に，描いた子供の年齢を見ながら絵を見ると，しだいに変わっていくさまが分かると思うので，ぜひそういう視点でも見て欲しい。

❷　4〜7,8歳：直感的思考の段階

　この段階では，推理によらず瞬間的に物事の本質をとらえることから，見かけや知覚的に目立つ特徴をとらえ，それが最終結論となる時期である。

　1つ簡単な実験を紹介する。Aの入れ物に水を入れ，隣にAと同じ入れ物と同じ量の水を入れたA´を用意する。そのA´の水を移してどちらが多いかを聞く（**図8-4**）。

　直感的思考の段階の子供にこの実験を行うと，AとBの比較では，Aと答える子もいる。その理由としては「太いから」となる。Bと答える子もいる。その理由としては「長いから」となる。AとCの比較では，やはりAと答える子もいる。理由は「大きいから」となる。Cと答える子もいる。理由は「たくさん（2個）あるから」となる。

　「同じ大きさの入れ物に同じ量の水が入っているのだから，移しても水の量は同じ」と答えるのは，相補性（多面性）や可塑性（変形）といった**形式的操作の段階**の結論になる。

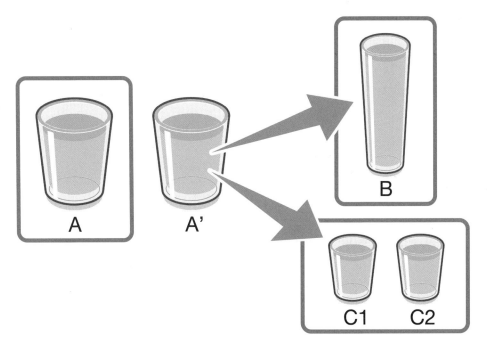

図8-4　直観的思考の実験

③　7,8〜11,12歳：具体的操作の段階

　この段階では，具体的な手掛かりがあれば，客観的な結論が出せるようになる時期である。

④　11,12歳〜成人：形式的操作の段階

　この段階になると，具体例ではなく一般的な情報から客観的な結論が導き出せるようになる時期である。例えば，仮説演繹的思考と言われる，一般的原理から個々の事象を推察する科学的思考ができるようになる。また，命題的思考という，場合によっては理屈に合わないような問題や原理に合わないような問題に対しても答えを出すことがでるようになる。ほかに，順列・組み合わせ的思考という，考えられることをすべて出して考えることもできるようになる。

　このようにピアジェの発達理論は，「能力が上がっていくこと」を説明するための理論である。

（2）フロイト.Sの精神分析的発達論

　幼少時を重視するという点では，ピアジェとは視点こそまったく異なるがフロイトも同様である。フロイト（オーストリア，1915）は，人間の行動の原動力を**性本能**に求め，この性的エネルギーを**リビドー**と呼んだ。リビドーは必ずしも性的部位の刺激だけではなく，未発達な性欲を充足する部位があり，これを**性感帯**と呼んだ。この性感帯が一定の年齢に達すると一定の順序で移行して行くことにより発達を説明した。そのためフロイトの発達理論では，各発達段階の名称が性感帯の部位となっている。

①　生後直後〜1歳半：口唇期（こうしん）

　口唇部位の活動によってリビドーが充足されるその様態は，吸うとか咬むといった行動である。この段階における母子関係のありかたによって，人間一般に対しての信頼感につながる。

②　1歳半〜3歳ごろ：肛門期

　ここでの性感帯は肛門部位にある。排泄に対する躾（しつけ）が始まる時期と重なる。躾が適切であればセルフコントロールが安定した性格が形成される。不適切であった場合，意地っ張りで拒否的な性格になる。

③　3歳ごろ〜5,6歳ごろ：男根期（エディプス期）

　親への同一視によって，男らしいまたは女らしい性格が形成されるとする。フロイトはユダヤ教徒であるために，家父長制（かふちょうせい）といった男性優位的な立場を取る。この段階では「男性は男根（ペニス）がある存在」，「女性は男根（ペニス）がない存在」として区別している。

④　5,6歳ごろ〜11,12歳ごろ：潜在期（せんざい）

　性的欲求は青年期まで表に現れないので潜在期と呼ぶ。男根期で形成された男らしさ・女らしさを，同性との交流が増えることにより，自分なりの男らしさ，女らしさとして形成する。

⑤　11,12歳以上：性器期

　潜在期に形成された自分なりの男らしさ・女らしさを基に，前半において

は同性との，後半においては異性との間に密接な関係を築くことになる。

男根期に象徴されるように，フロイトは男性優位的な発想であったが，それでも**口唇期**という最初の段階では母子関係を重視している。これは，発達の初期段階には重要な人物が１人必要で，それが母親であるという考え方である。この母親の存在価値の高さを受け継いでいる理論は多い。次に紹介する**マーラー**や，第９章の乳児期の**アタッチメント（愛着）**の説明で出てくる**ハーロー**や**ボウルビィ**なども同様の立場をとっている。

（３）マーラー，Mの分離・個体化理論

マーラーの理論は，フロイトの理論の流れを汲んでおり，特に発達の初期段階の母子関係を重視している。新生児がその母親との共生関係から，いかにして自己と他者を区別して行くのかを，乳幼児とその環境（主に生物的環境に代表される母親）の相互的な関わりの中から把握しようとしたもので，**分離・固体化理論**と呼ばれる。[4]

① 0～1ヶ月：正常自閉期

この段階では，自己と他者との識別ができず，乳幼児の欲求は自身の内部で満たされている時期である。

② 1～6ヶ月：共生期

この段階では内部と外部との識別が，しだいにできるようになる。しかし，母親と２人で１個体であるという幻想（げんそう）を持って，全能的な母親との一体感の中にいる時期である。

③ 6～10ヶ月：分離・個体化期－分化期

この段階では乳幼児は，母親が自分とは身体的に別個の個体であることに気が付く。母親との共生状態から離脱しはじめる。

④ 10～16ヶ月：分離・個体化期－練習期

この段階では，よちよち歩き，直立歩行が可能になり行動範囲が広がる。この時の母親は視覚的に港あるいは根拠地で，母からのエネルギーを吸収し

ては外界に出るといった，外界と母親との間を往復運動することで，母親か
ら離れる練習をする時期である。

⑤　16〜26ヶ月：**分離・個体化期ー再接近期**

　この段階では，自由な一人歩きが可能になり，身体支配の達成の喜びと同
時に**分離不安**が高まる。再接近とは，母子が別個の個体であることを認識し
たうえで，相互の関係を求めて近づくことである。母親を依存対象として求
め，母親の元に飛び込んだり，急に母親から飛び出したりすることがある。
この時期の母親からの応答性は重要であり，十分な協力が得られないと不安
定な状態になり，これを再接近期危機と呼ぶ。

⑥　25〜36ヶ月：**分離・個体化期ー対象恒常性の萌芽期**

　この段階になると，自己と対象がしっかりと区別でき，母親からの分離に
も耐えられるようになる。母親以外の大人や子供と関りを持てるようにな
り，不安を示すことがなくなる。依存対象としての母親イメージが永続性を
保ち，母親が不在でも母親像を心の中に保有できるようになる。

　このマーラーの**分離・個体化理論**は，子供と母親の関係に特化した理論で
あるので，看護では，母性看護・小児看護の領域において，このマーラーの
理論を調べたり使用することがある。

（4）エリクソン．E．Hの心理社会的発達段階

　フロイト.Sの娘のアンナ・フロイトの弟子，フロイト.Sから見れば孫弟
子にあたるエリクソン（ドイツ，1959）は，個人の成長をライフサイクルの
観点から把握しようとした。この根底には**漸成原理**（しだいに形成されるさ
ま，epigenetic principle）がある。これは，成長には基礎計画があり，基礎
計画から各部分が生じ，各部分には特に優勢な部分があり，それが段階的に
現れるという考え方である。つまり，発達は単に身体的成熟に基づくのでは
なく，個人や制度との社会的相互作用のうちに進んでいくことである。

　また，各発達段階には，その段階で乗り越えていくべき**発達課題**と，新た
な部分的機能における初期の成長や自覚化が，その部分の弱さを起こさせ，
発達的な意味で**危機**があるとした。[5]

① **出生〜1歳：乳児期**

　子供が最初に直面する発達課題を**基本的信頼感**の獲得とし，唯一の養育者である母親との信頼感の確立を図ることが重要であるとした。この部分はフロイトの考えを色濃く踏襲している。

② **1〜3歳：幼児期前期**

　この時期に直面する発達課題を**自律性**とした。それまでの母子一体感から自分は母親とは別の独自の存在であることに気がつく。離乳，排泄の習慣，話し言葉の学習などがあり，起立歩行や筋肉系の発達に伴って自分の体を自分の意志で動かせるようになる。それまで単純であった情緒体験や対人認知能力も分化し，成長する。

③ **3〜6歳：幼児期後期**

　自分が将来どのような種類の人間（**自主性**）になろうかを決めるという発達課題がある。将来の人物のモデルに両親を求めることがある。両親の役割の違いがはっきりしはじめ，男の子はチャンバラなど相手への侵入的攻撃的な遊びが多く，女の子はままごと遊び，着せ替え遊びなど"包む"遊びが多い。このような社会的様式を**積極性**と呼ぶ。

④ **6〜12歳：児童期**

　これまで躾をめぐるトラブルなどで消耗されたエネルギーが学校の学習に向けられる。子供は非常に好奇心を持って貪欲に知識・技能を獲得して行く。この時期の発達課題を**生産性**と呼ぶ。遭遇する危機を**劣等感**と呼ぶ。

⑤ **13歳〜20代：青年期**

　急速な身体的成熟によって，自己の身体イメージが変化する。第二次性徴の発現による性的な成熟が始まる。社会的関心の増大や交際範囲が広がる。親からの心理的・経済的独立などといったことから，新たに自分が何であるかを探し求める。この発達課題を**自我同一性（アイデンティティ）の確立**という。「自分が社会的現実の中にはっきりと位置付けることができるような人格を，自分は発達させつつあるという確信」を自我同一性の感覚と呼んだ。これは，今自分がしていることは社会のためでもあり，自分のためでも

あるという感じを意味している。対して，**自我同一性の拡散**とは，今やっていることが自分のためにはならない。努力すればするほど自分を見失うという感じに陥ることを意味している。

⑥　20代〜40歳ごろ：成人前期

それまでの激しい変化がなくなる変わりに，社会的圧力が増大する。自分の仕事，研究など職業に関わることや結婚相手などを自己決定しなければならない。また，その決定に対しての社会的責任も重なる。この重荷から避けようとする心理状態をモラトリアムという。この時期の発達課題を**親密性**と呼ぶ。自分の考え方がしっかりすることで，考え方の異なる人達ともうまく付き合えるようになる。

なお，自我同一性（アイデンティティ）とモラトリアムについては，第11章の「青年期」において，その概念を説明しているので，詳しくは第11章の「青年期」を参照してほしい。

⑦　40代〜60歳ごろ：成人後期

この時期の発達課題は「親であること」。自分を確立したあとに，次の世代の面倒を見ることで**生殖性**と呼ぶ。親として子供を育てることだけでなく，仕事・研究においても新しいアイデアを出し育てる，人を指導するなども含む。単に自分のことのためだけではなく，生み出し，育てることがこの世代の任務になる。

⑧　60歳ころ以降：老年期

死を迎える時期。今までの自分の人生の最後にあたり，自分の全人格の**統合**が問題になる。自分の人生の意味がここで試される。

⑨　老年的超越（1994）

通常，エリクソンの発達段階については，老年期までの8段階を指すことが多い。しかしエリクソンは90歳まで生きており，かなりの長寿であった。そのため，晩年に**老年的超越**という段階を提唱している。これは，さまざまで広汎な心身の失調要素を甘受しつつ，それでも素晴らしいものが経験でき，老年的超越に至るというものである。

表8-1　エリクソンの心理社会的発達段階の発達課題と危機

年齢	発達段階	発達課題	危機
出生～1歳	乳児期	基本的信頼	基本的不信
1～3歳	幼児期前期	自律性	恥・疑惑
3～6歳	幼児期後期	積極性	罪悪感
6～12歳	児童期	生産性	劣等感
13歳～20代	青年期	自我同一性	同一性の拡散
20代～40歳ごろ	成人前期	親密性	孤立
40代～60歳ごろ	成人後期	生殖性（世代性）	停滞
60歳ころ以降	老年期	統合性	絶望

（5）ハヴィガーストの発達課題による発達理論

　ハヴィガースト（アメリカ，1948）の**発達課題**とは，発達についての判断の包括的かつ実際的基準の1つである。個人の人生の各発達段階には課題があり，それをうまく完成することは，幸福（happy）と次の発達段階への成功を導く。一方で，課題達成の失敗は，個人の不幸（unhappy），社会による不承認，次の発達段階の課題への困難につながるとした。発達課題には，身体的成熟の結果や社会の文化的圧力，また，個人の価値・要求水準などがある。

　ハヴィガーストの発達理論は，前の段階の課題の成否が次の段階の幸・不幸へとつながる前後のつながりを重視して考える理論である。ただし，ハヴィガーストが作成した1940年代のアメリカ中流社会の状況と，現在の日本の状況ではマッチしない部分も多く，実際の使用に際しては，前後のつながりよりも各発達段階における**発達課題**をピックアップして扱うことが多い（**表8-2**）。[6]

表8-2　ハヴィガーストの発達課題をピックアップ

発達段階	発達課題
乳・幼児期	歩行する
	固形の食物をとる
	話す
	排泄の仕方を覚える
	性の相違を知り性に対するつつしみを学ぶ
	生理的安定を得る
	社会や事物についての単純な概念を形成する
	両親や兄弟姉妹や他人と情緒的に結びつく
	善悪を区別することの学習と良心を発達させる
児童期	成長する生活体としての自己に対する健全な態度を養う
	友だちと仲良くする
	男子として、女子としての社会的役割を学ぶ
	読み・書き・計算の基礎的能力を発達させる
	日常生活に必要な概念を発達させる
	良心・道徳性・価値判断の尺度を発達させる
	人格の独立性を達成すること
	社会の諸機関や諸集団に対する社会的態度を発達させる
青年期	同年齢の男女との洗練された新しい交際を学ぶ
	男性として、女性としての社会的役割を学ぶ
	社会的に責任ある行動を求め、それを成し遂げる
	行動の指針としての価値や倫理の体系を学ぶ
	自分の身体の構造を理解し、身体を有効に使う
	両親やほかの大人から情緒的に独立する
	経済的な独立について自信をもつ
	職業を選択し準備をする
	結婚と家庭生活の準備をする
	市民として必要な知識・態度を発達させる

壮年初期	配偶者を選ぶ
	配偶者との生活を学ぶ
	第一子を家族に加える
	子どもを育てる
	家庭を管理する
	職業につく
	市民的責任を負う
	適した社会集団を見つける
中年期	大人としての市民的・社会的責任を達成する
	一定の経済的水準を築き、それを維持する
	10代の子どもたちが信頼できる幸福な大人になれるよう助ける
	大人の余暇活動を充実する
	自分と配偶者が人間として結びつく
	中年期の生理的変化を受け入れ、適応する
	老いた両親に適応する
老年期	肉体的な力と健康の衰退に適応する
	隠退と収入の減収に適応する
	配偶者の死に適応する
	自分と同じ年ごろの人々と明るい親密な関係を結ぶ
	社会的・市民的義務を引き受ける
	肉体的な生活を満足に送れるように準備する

　看護においては，小児看護・成人看護・老年看護などの発達段階ごとに領域が分かれていることもあり，老年期までの発達段階を取り扱っているエリクソンやハヴィガーストを調べる機会も多い。これまで紹介してきたもの以外にも発達理論にはさまざまなものがある。学生生活や職業上必要になった際には，いろいろ調べてみるとおもしろいと思う。

先生！マーラーのように母親と子供の発達理論はあることは分かったんですが，父親と子供の発達理論ってないんですか？

いい質問だね！結論から言うと，マーラーの母子関係に相当する父子関係だけに重点を置いた発達理論はない。フロイトを初めとして，乳幼児期の母親の重要性に重きを置く研究が多かったのがその理由の１つではある。この本でも第９章の愛着（アタッチメント）の理論や特徴の説明では，母親をメインに使用している。だからと言って子供の時に父親がまったく必要ないという話ではないよ。父親との愛着（アタッチメント）が，子供の社会性の発達に影響があることはもちろん，ビューローら（2017）のように子供の問題行動との関連では，母親よりも大きな影響があることを指摘する研究なども多くあり，父親も重要であることは間違いない。近年「イクメン」とか流行っているけど，そういう流行ではなく，しっかりとその意味を考えて関わっていかないとね。※7

そうですね！

参考・引用文献

※1　耳塚寛明(2007)　学力と家庭的背景 お茶の水女子大学 JELS(10)，1-15.

※2　Flavell, J, H. (1970) Cognitive Changes in Adulthood. In Goulet, L. R. & Baltes, P. B. (eds). Life-Span Developmental Psychology. Research and Theory. 247-253. Academic Press.

※3　Piaget, J. La naissance de l'intelligence chez l'Enfant, (2e ed) Delachaux et Niestlé, 谷村 覚・浜田 寿美男 (訳) (1978) 知能の誕生　ミネルヴァ書房.

※4　Mahler, M., S. Pine, F. Bergman, A. (1975) The Psychological Birth of the Human Infant. Symbiosis and Individuation. Basic Books.

※5　Erikson, E. H. (1959) Identity and the life cycle, International Universities Press, 西平直・中島由恵(訳) (2011) アイデンティティとライフサイクル 誠信書房.

※6　Havighurst, R. J. (1948). Developmental Tasks and Education. 沖原　豊・荘司　雅子(訳)(1995)人間の発達課題と教育　玉川大学出版部

※7　Bureau, J. F., Martin, J., Yurkowski, K., Schmiedel, S., Quan, J., Moss, E., Deneault, A. A. and Pallanca, D. (2017). Correlates of child-father and child-mother attachment in the preschool years. Attachment & human development, 19(2), pp.130-150.

※　無藤　隆・高橋　恵子・田島　信元(編)(1990) 発達心理学入門Ⅰ　東京大学 出版会.

※　相良　順子・村田　カズ・大熊　光穂・小泉　左江子(著)(2013) 保育の心理学(第2版)　ナカニシヤ出版.

第9章 発達（2）各発達段階 胎児期・乳児期

人間の発達とは，受精から死までの生涯発達の考え方が近年の主流である。当然その流れはどこかで突然切れるものではなく，連続性を持っている。この章では，その中でも大きく変化する段階である，産まれる前の胎児期と出生後の乳児期を取り上げ，その特徴を理解する。

第9章のポイント

- 聴覚の発達・視覚の発達
- 知覚の狭窄化
- 愛着（アタッチメント）
- 母性剥奪とホスピタリズム
- 自己の芽生え

1. 胎児期

（1）胎児期の心理学研究

2006年に日本で公開された「グレート・ビギン」という映画の中で，3Dエコーを使用した映像から，胎児にもいろいろな表情があることが明らかにされた。[※1] しかし，この表情の変化が感情とリンクしているのかどうかの判断は現時点では難しい。おそらくは**生理的微笑**という持って生まれた表情バリエーションの1つで，感情とリンクした表情ではないと考えられる。しかし，それを証明する研究を行うためには，母親や胎児にわざわざネガティブな感情を引き起こすような条件設定をする必要があり，当然ながら容認するわけにはいかない。

このようなことなどからもわかるように，胎児期を対象とした心理学的研

究は，実はあまり進んでいない。その理由の1つとして，**インフォームドコンセント**や研究における倫理規定が昔と比較するとより厳格なものとなっていることがあげられる。医療機関や教育機関での倫理審査を経ていないものや，親からの同意書を取得できていない研究は，学術論文として投稿しても，論文内容の審査以前に受理されないようになっているほどである。その点を踏まえて，胎児期の理解を進めていって欲しい。

（2）胎児期の機能の発達

　胎児期の脳・神経系の発達は，受精後18日ごろに，脳の**原基**が出現し神経管が形成され，受精後23日ごろに，脳の形ができ始める。受精後40日ごろに，大脳，中脳，延髄，小脳といった**脳幹**が形成され，受精後50日ごろには，大脳半球が出現して急速に大きくなる。

　胎児期の感覚器官のうち，発達の速度や能力の点から最も発達していると思われるのが**聴覚**である。古典的であるが，ソーク，L（アメリカ，1973）の実験を紹介する。

　心音（70BPM）を生まれたばかりの子に4日間聞かせた。その結果，心音を聞かせた群の方が，聞かせなかった群と比較すると，泣く時間は短く，体重の増加も大きかった（**図9－1**）。[※2] このことは，体内にいるときに，母親の心音を聴いており，心地よいものとしていること，さらに出生後そのことを覚えていることを意味している。妊婦が精神的安定に努めて胎児に良い影響を与える**胎教**の可能性も指摘されている。

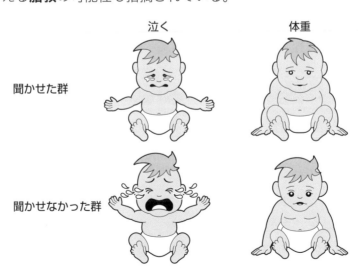

図9－1　ソークの実験結果のイメージ

視覚は，胎生４ヶ月で光に敏感になり，６～７ヶ月ごろは，子宮内への光量の違いから，明暗の弁別が可能とされている。**味覚**においては，胎児期に味を弁別する味蕾が完成され，羊水の味が飲む回数に影響する。簡単言えば，味が分かっていることになる。**触覚**については，１歳児と同等の可能性があるとされる。

　このように機能としては確実に発達していることはわかっているが，先に述べたインフォームドコンセントや倫理規定の問題があり，胎児期の研究はあまり進んでいない。

2．乳児期

　乳児期とは生後１～２年を指し，特に生後１ヵ月までを新生児と呼ぶ。この時期の発達課題としては，言語の習得と歩行の自立がメインとなる。

（１）離巣性と留巣性
　通常，哺乳類は２つのタイプに分けられる。１つは**離巣性**と呼ばれるもので，産まれた段階で，体の組織構造が高度に特殊化し，そのコントロールの為の脳髄の発達が進んでいる。発達を進める時間が必要なため妊娠期間が長い。「巣立つもの」としての状態で出生することから，敵に襲われた際に自力で逃げることが可能である。そのため生存率が上がることから，１胎（１回の妊娠出産）ごとの個数が少ないという特徴がある。代表的な動物としては，ウマやウシがあげられる。

　もう１つが**留巣性**と呼ばれるもので，産まれた段階では体の組織構造の特殊化が少なく，コントロールの為の脳の発達も進んでいない。発達を進める必要がないので，妊娠期間が短い。「動けない状態」で出生するために，敵に襲われた際に自力で逃げることができず，生存率も低くなる。どれかが生き残れるようにと１胎ごとの個数が多いという特徴がある。こちらの代表としては，ネズミやウサギがあげられる。

　これらの特徴を踏まえて，**ポルトマン**（スイス，1941）は，「人間はどちらかに分けることのできない特殊な動物である」としている。それは，歩行の自立や言語の習得などが１歳前後であることから，「人間は生理的に１年の早産であるため」としている。[※3]

（2）感覚・知覚・認知

　感覚とは，視覚，聴覚，嗅覚，味覚，触覚などの**感覚器官**が刺激された時に現れる主観的印象および意識経験をいう。何か光が見えた時に，「光った」と感じることなどが**感覚**になる。

　知覚とは，生活体が感覚器官を通して，周囲の世界や自分自身の内部で起こっていることから生ずる刺激を受容し，それに基づいて外界の事物や出来事を，自分自身の状態について直接的に知ること，またはその過程をいう。光った何かを「赤い」と評価することなどが**知覚**になる。

　認知とは，感覚や知覚が主に感覚器官に基づく大きさ，形，色，方向などの意識を意味していたのに対し，価値に基づいて大きさ，形，色，方向などが定位された場合をいう（**表9-1**）。

表9-1　感覚・知覚・認知の違いの例

何か光が見えた時に，「光った」と感じるのは**感覚**になる。
光った何かを「赤い」と評価することは**知覚**になる。
赤く光ったものを「赤信号だ」と判断することは**認知**となる。

（3）聴覚の発達

　胎児期においても発達が早かった聴覚だが，胎児期においては羊水の中にいるために，出生後の世界とは音の世界が異なっている。そのため，音の処理をすることができるように，「センサー全開」状態で出生する。生まれた直後の子供にとって，この世界は「うるさくて仕方がない」ボリュームの状態だと理解しておくと良い。そこから，徐々に調整をしながら機能を高めていくことになる。音に対しての子供の反応として，身体の動きや呼吸の速さなどが指標となる。出生直後の音の強さについての反応は良い。理由は，音の強さについては振動の大きさなので，胎児期の羊水の中では伝わりやすいからである。一方，音の高低についての反応は悪い。音の高低については，振動の速さになるので，羊水の中では分からなくなってしまうためである。この状態から次のような発達をしていく（**表9-2**）。[※4]

　このようにかなりの速度で聴覚の能力が向上していくのが分かると思う。第7章「記憶」において，年齢が低いうちは耳から覚える聴覚型記憶の能力が高いとしているのは，このような聴覚能力の発達を利用しているからであ

表9－2　乳児期の聴覚の発達過程

出生直後：音によってピクッと身体を縮める反射行動
4週：突然の音，声をかけると何かを探すように音の方を向く定位反応が始まる。
8週：見えないところからの音に耳を澄ます。能動的に音に注意を向ける英語でいう「listen」ができるようになる。（詳しくは第15章参照）
12週：テレビ等の方に頭を向け聞き入る。人の声に関する処理能力を高める。
16週：名前を呼ぶと振り向く。自分に同じ音が向けられていることが理解できることを意味する。
20週：父母，家族の声を聞き分ける。出生直後では難しかった音の高低の弁別が出来るようになったことを意味する。

る。

（4）視覚の発達

①視力の発達

　胎児期では，羊水の中にいるため暗い場所であることから，視覚の能力は聴覚に比べると高いものとは言えない。出生直後の瞳孔反応は緩慢であり，出生直後は「眩しくて仕方がない」という状態になる。また，解像度も低いと考えられており，大人が考える以上にぼやけて見えている。視覚の能力というと最も知られているものが視力となる。この視力について大まかに発達の推移を紹介していく（**表9－3**）。

　例えば，12週の0.01～0.02というのは，眼とピントが合うターゲットまでの距離が20～25cmとなる。これは，母親が赤ん坊を抱っこしながらお乳を飲ませている際に，お互いの顔が見えるぎりぎりの距離でもある。

　視力は環境依存の能力のため，遠くを見る必要があるマサイ族の中には8.0という想像もつかないような視力を持つ人たちもいる。逆に遠くを見る必要がないと視力は低下する。スマートフォンやタブレット，パソコンの使用率が上昇している現在，文部科学省の令和2年度学校保健統計調査では，小学校6年生の約半分が視力1.0未満であることが報告されている。[5]これは第12章「成人期」において説明している**2次的老化**が小学生レベルでも起こっている可能性があることを示唆している。

表9－3　視力の発達

12週：0.01～0.02
24週：0.04～0.08
1歳：0.2～0.25
2歳：0.5～0.6
3歳：67%が1.0以上となる

②選択注視法

　乳児の視覚に関しては，大人のようにはっきりと遠くまで見えているわけではないが，この段階でも好みの色や図形などに差があることは分かっている。どのような刺激を好むのかについて，古典的だがとても有名な**ファンツ．R．L**（アメリカ，1961）の実験を紹介する。

　生後5日以内の新生児と2～6ヶ月の乳児に6種類（顔・円模様・新聞の活字・色のみ3種類）の図形を見せた。その結果，顔図形を注視する時間の割合が高く，色のみの刺激には注意を向けなかった。このことから，より複雑な図形，特に人の顔に似た図形をよく見ることが指摘された（**図9-2**）。[※6, 7]

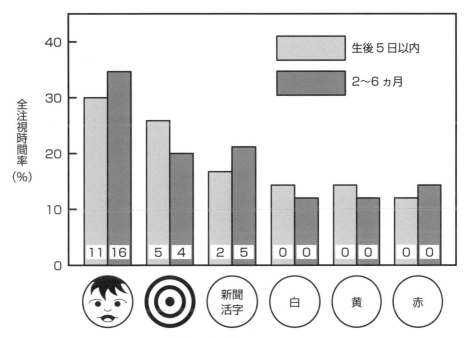

図9-2　ファンツ．R．Lの視覚の実験結果（棒グラフの数字は注視した子供の数）

　このファンツの行った実験の方法を**選択注視法**（せんたくちゅうしほう）という。この**選択注視法**は，複数の刺激を同時に呈示し，その中で見ている時間を測定することで，興味を持って注意を向けているものは何かを調べる方法である。ファンツ自身の結果については，なかなか追実験が出来なかったこともあるが，この**選択注視法**は現在でも乳幼児の視覚研究においては，使用頻度の高い実験手法である。聴覚と比較すると出生時の機能も，出生後の発達速度も視覚の発達は緩やかである。その分，視覚処理情報と知能の発達の関連の研究がしやす

く，発達段階の指標として有効になっている側面もある。

③共同注意（視）

　自分がどこへ注意を向けているかを，指差しや視線などを使って他者の理解をうながし，同じ対象に注意を向けさせたり，他者の注意のありかを読み取り自分もそこに注意を向けたりすることで，お互いの注意を同じ対象下に共有することを**共同注意（視）**という。例えば，子供がりんごを指さして，「ああ」といった後に，親が「あれはリンゴね」などという場合もこれにあたる。

　Koike ら（2016）によれば，初対面同士の人たちでも，共同注意（視）を何度も繰り返し行っていくと，脳の活動部位や瞬目（しゅんもく）のタイミングなどが，同期してくることが指摘されている。[※8]この見つめあいによる**共同注意（視）**は，対面でおこなわれるコミュニケーションの礎（いしずえ）とも言える。つまり**共同注意（視）**のメカニズムを明らかにしていくことで，教育現場においてより良い情報伝達手法（学習法）の開発や，コミュニケーションが苦手なさまざまな疾患を有する患者に対して，新たな行動療法の開発など，臨床面での幅広い応用が期待されている（**図9-3**）。

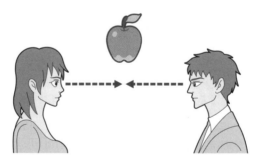

じっとみつめあう。それからリンゴに視線を向ける

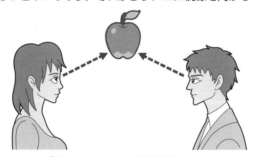

リンゴをみるタイミングが同期してくる。

図9-3　共同注意（視）

（5）知覚の狭窄化

　人間は，生まれたときからいろいろな環境に適応できる普遍的で高感度な知覚感受性を持っている。しかし，出生後，生育環境に応じた知覚学習が行われる過程で，生育環境では精緻な知覚を必要としない対象への感受性が低下する。このことを知覚の狭窄化（きょうさくか）（perceptual narrowing）という。

　代表的な例として，音声認識で英語のＬとＲの音を聞き分ける課題を，日本人乳児の6〜8ヶ月と10〜12ヶ月に行った場合，6〜8ヶ月の時点ではできていた英語のＬとＲの音を聞き分けが，10〜12ヶ月では聞き分けが低下する。ほかにも，音楽の拍子の研究において，3拍子のような標準的な拍子では，いずれの乳児も拍子の変化を聞き分けることができたが，バルカン諸国の伝統的な音楽で使用されるような7拍子といった変拍子の拍子の変化では，6ヶ月の乳児は聞き分けができたが，12ヶ月の乳児は聞き分けの低下があり，知覚の狭窄化が起きることが分かっている（Hannon & Trehub, 2005）。[※9.10]

　これらは，環境に必要な能力を高め，不必要な能力を捨てる取捨選択をすることによって，発達のエネルギーを効率よく配分するためと考えられている。この**知覚の狭窄化**も乳児期の発達の特徴を表す1面といえる。

（6）愛着（attachment：アタッチメント）

　愛着（アタッチメント）とは，ある人間，あるいはある動物と他の特定の人間との間に形成される**愛情の絆**（affectional tie）のことをいう。この絆によって感情の共有や不安の解消をすることができるようになる。この愛着（アタッチメント）の対象は，初めから特定されているものではなく，生後6〜7ヶ月ごろに特定の対象（母親）が決まってくる。この対象が決まることによって，見知らぬ人との接触を避ける**人見知り**が生後8〜9ヶ月ごろに出現する流れになる。

　では，時間が経過すれば自動的に愛着（アタッチメント）は形成されるのかというとそんなことはない。愛着（アタッチメント）が形成されるには母子相互のやり取りが必要となる。以下に一例を示す（**表9-4**）。[※11]

表9-4　愛着（アタッチメント）を形成する行動の例

1．signal 行動：母親を子供の元へ呼び寄せる効果を持つ 　　　　　　crying, smiling, babbling, calling, ある種の身振り，など	
2．接近行動：子供が母親の元へよって行く効果を持つ 　　　　　接近，後追い，しがみつき，sucking, rolling など	

　第8章における**マーラー**の**分離・固体化理論**の説明で出てきた，**分離不安（separation anxiety）**とは，愛着（アタッチメント）の対象である母親が立ち去ったときに子供が表す不安や恐れのことを意味する。

　また，signal 行動の1つにあげた crying（泣き）は，**正直シグナル**と呼ばれ「泣き声を通して乳児の生理的状態や特性に関する情報が親に伝わる」という観点からの研究が近年行われている（例えば Shinya et.al., 2019）。[12]研究によれば，crying が，迷走神経や自律神経の発達と密接な関連があり，親からの関りを促す呼び水のような働きをし，社会的認知機能の発達に関係することが指摘されている。[13]

　ハーロー．H，F．（アメリカ，1953）は，アカゲザルの新生児を使って，乳児がどのような要因を好むのかを人工的に操作した実験を行っている。そこでは，温度，肌触り，ミルク，揺れなどであった（**図9-4**）。これらは人間の母親が普段あまり意識せずに使用しているものでもあり，**マザーリング（mothering）**の要素と言える。[14, 15]

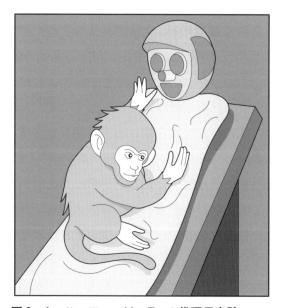

図9-4　ハーロー．H，F．の代理母実験

このように，サルを使った研究では，人間では行えないような条件設定をし，他者との関わりがどのようなものかを調べることができる。代理母実験のほかにも，隔離ザルという人間や他のサルと隔離する条件の研究がある。生後3ヶ月隔離した条件のサルを群れに戻すと，1週間で慣れるが，生後6ヶ月隔離した条件のサルを群れに戻すと，ひたすら人間や他のサルを怖がるようになる。さらに生後1年隔離した条件のサルの場合，サルの社会性を学習することができないために，普通のサルの方が精神的におかしくなるという報告もある。このような隔離ザルの研究は，現在では倫理的に不適切であるために行うことはできない。

（7）母性剥奪（Maternal Deprivation）とホスピタリズム

愛着（アタッチメント）の形成には，母子相互のやり取りが必要なことが分かったと思うが，このやり取りが欠如してしまった状態の問題として**母性剥奪**がある。

母性剥奪（Maternal Deprivation）とは，母親によって与えられる触覚的・視聴覚的・運動感覚的刺激の欠乏など，母親から物理的に分離することによって生ずる子供の欲求に対する母親からの応答性の欠如とされる。

フロイトの流れを汲む**ボウルビィ**（イギリス，1951）によれば，抗議⇒絶望⇒無頓着の段階で現象が現れ，しだいに**ホスピタリズム**と呼ばれる行動を取るとしている。[16, 17, 18]

ホスピタリズム（Hospitalism）とは，20世紀初頭のアメリカの小児科医チャピンなどの研究からスタートしたもので，乳児院，孤児院で育った乳幼児が，高い死亡率，特有の発達遅滞現象，後遺症的な人格障害などを示すことである。具体的には，無表情な目，凍りついたような動かない顔付き，環境との接触を失った行動，鈍い動作，体重が増加しないなど，大人の**anaclitic depression**（依存性うつ病，対象喪失うつ病）と同じような症状とされる。[19, 20]

この研究の流れを受けて，**スピッツ**（アメリカ，1945）は**ホスピタリズム**を「病院における長期間の監禁，あるいは病院の雰囲気の物凄い状態によって生ずる肉体の汚染状態」と定義した。さらに**母性剥奪**が与える影響については，持続的かつ不可逆的であるとし，具体的内容としては，以下のものをあげている（**表9-5**）。

表9-5　スピッツがあげた母性剥奪によるホスピタリズムの内容

| 1．身体的発育の遅滞 |
| 2．環境に適応する能力の遅滞 |
| 3．言語の遅滞 |
| 4．病気に対する抵抗力の低下 |
| 5．重症の場合には衰弱や死に至るが，深刻な症状は情動の欠如である |

　このような研究や報告の積み重ねにより，例え衣食住が十分に満たされた状態であっても，人との関わり合いが十分でないと，発達には悪影響があることが分かってきた。そこで施設の処遇改善が行われたり，里親制度が拡充したという側面もある。

　もう1つ，ホスピタリズムの研究者たちは，さまざまな問題を指摘したものの，施設そのものを否定しているのではないことは，とても重要なので覚えておいて欲しい。

（8）母子関係が生涯発達に及ぼす影響

　乳児期における人間関係，特に母親との関係が重要であることが分かったと思う。では，この時期の母親との関係がうまくいかなかったとしたら，その人が大人になってもそのマイナス面を引きずっていくのだろうか。

　スコルニック（アメリカ，1986）は，カリフォルニア大学での縦断的研究の結果を**愛着（アタッチメント）**の観点から，発達段階初期の母子関係が生涯発達に及ぼす影響について分析を行った。分析の時期と内容は次の通りである。

① 　生後21ヶ月〜30ヶ月の間に母子関係が安定しているか，不安定かを評価。

② 　児童期と青年期には友人関係がうまくいっているか，いないかを評価。

③ 　30歳と40歳の時点では，結婚生活の満足度・精神的健康度・対人関係がうまくいっているか，いないかを評価。

　分析の結果，乳幼児期の母子関係が安定していて，児童期と青年期の友人関係がうまくいっていて，30，40歳時点でも結婚生活・精神的健康・対人関係の総合的評価の良い人たちは約11％であった。

　乳幼児期の母子関係が不安定で，児童期と青年期に友人関係がうまくいか

ず，30，40歳時点の総合的評価も良くない人たちが約16％であった。両方を合計しても30％未満となる。つまり残りの70％以上については，各発達段階でさまざまな人間関係が良くなったり悪くなったりを繰り返している。このことは，乳児期の母子関係が重要であることには変わりないが，その後の発達を決定づけるものでもないことを示唆している。

（9）自己の芽生え

　ギャラップ（アメリカ，1970）は，鏡のある部屋の中で，眠っているチンパンジーの眉や耳の上に赤い塗料で印をつけて，目覚めたときにどのような反応をするのかをためしたところ，鏡を見たチンパンジーは赤いマークのついた自分の身体部分を触ってみる反応をした。これと同様に自己像を認知できたのは，チンパンジーのほかゴリラとオランウータンだけであった。クモザル，テナガザルなどのマカク属（ニホンザルもこの仲間）はできなかった。また，ほかのサルや人間との接触を一切絶った状態で育った隔離ザルも認知できなかった。[21]

　ルイスらは，32名の人間の乳幼児の鼻頭に口紅を塗って同様のことができるのかを調べた。その結果，目覚めて鏡を見て自分の鼻に触ったのは，9〜12ヶ月では0％，15〜18ヶ月では25％，21〜24ヶ月では75％であった。このことから2歳を過ぎると自己の身体像を鏡によって認知できるとした。

　自分の名前を一人称で言い始める時期（第一次反抗期）とも重なることから，この時期に自己意識が現れるのではないかとも考えられる。

　これまで述べてきたように，胎児期から乳児期にかけては外部の情報を取り入れる**感覚・知覚能力の発達**が著しいこと，それもすべての機能や能力をあげるのではなく，環境に必要なものを取捨選択して発達させていることが分かったと思う。また，**愛着（アタッチメント）**のような人間関係を作る基礎的なかかわりに関する能力発達も，この時期の影響が大きいことが理解できたと思う。

ねえ先生。お腹の中にいる時の音を覚えているってことは，お母さんが妊娠中にモーツァルトを胎教で聴くことって意味があることなんですか？

そうだね。よく「モーツァルトは胎教に良い」って聞くよね。ただ，現在までに「モーツァルトが胎教に良い」という研究成果は世界に1つもない。胎教のポイントは「お母さん自身が聴いていて気分が良くなること」になる。へその緒を通じて，さまざまなホルモンの状態も共有している可能性があるので，お母さんの気分が良くなれば，赤ちゃんも気分が良くなっている可能性高いことになる。もしそのお母さんがモーツァルト好きならそれでOKだし，そうでないなら自分のお気に入りを聴くのが一番だね。

なるほどです。覚えておきますね！

参考・引用文献

※1 グレート・ビギン(2006) DVD，角川映画，JAN：4988111282453．

※2 Salk, L.(1973)母親と幼児の間の心音の役割(小林登，訳)．日経サイエンス，7． 34-40．

※3 ポルトマン, A (著), 高木 正孝 (訳). (1961) 人間はどこまで動物か―新しい人間像のために 岩波新書．

※4 松崎 力・鳥山 稔(1965) 胎児及び新生児の聴力に関する文献的考察 Audiology. 8. (2). 59-70.

※5 文部科学省 学校保健統計調査－令和2年度(確定値)の結果の概要 https://www.mext.go.jp/content/20210728-mxt_chousa01-000013187_1.pdf 2022年7月12日検索

※6 Fantz, R. L. (1958). Pattern vision in young infants. The Psychological Record, 8, 43–47.

※7 山口真美(2020) 乳幼児は顔を区別する 心理学ワールド 日本心理学会(編) 9-12.

※8 Koike, T. Hiroki C. Tanabe, C. H. Okazaki, S. Nakagawa, E. Akihiro T. Sasaki, A. T. Shimada, K. Sho K. Sugawara, S. K. Takahashi, H. K Yoshihara, K. Bosch-Bayard, J. Sadato, N. .(2016) Neural substrates of shared attention as a social memory: A hyperscanning functional magnetic resonance imaging study. Neuroimage. Vol. 125, pp. 401-412.

※9 Hannon, E. E., & Trehub, S. E. (2005). Tuning in to musical rhythms: Infants learn more readily than adults. Proceedings of the National Academy of Sciences, 102(35), 12639-12643.

※10 Kuhl, P. K. (2006). Infants show a facilitation effect for native language phonetic perception between 6 and 12 months doi:10.1111/j.1467-7687.2006.00468.x.

※11 Skolnick, A. (1986). Early attachment and personal relationships across the life course. In P. Battes , R. Lerner , & D. Featherman (Eds.), Life span development and behaviour (7),. 173-206. Hillsdale, NJ: Erlbaum.

※12 Shinya, Y. Watanabe, H. Taga, G. (2019) Covariation of spontaneous movements and vocalizations in early infant crying: investigating the role of autonomic state. Annual meeting of International Society for Developmental Psychobiology. 2-56.

※13 Lewis, M & Brooks-Gunn, J. (1979). Social cognition and the acquisition of self. New York: Plenum Press. p. 296.

※14 Blum, D (原著), 藤澤 隆史・藤澤 玲子(訳)(2014) 愛を科学で測った男―異端の心理学者ハリー・ハーロウとサル実験の真実 白揚社．

※15 Harlow, H. F. & Harlow, M. K. (1969) Effects of various mother-infant relationships on rhesus monkey behaviors. In B. M. Foss (Ed.) Determinants of infant behavior (4).

※16 Bowlby, J.(1991)黒田実郎・大羽蓁・岡田洋子・黒田聖一(訳) 母子関係の理論[新版] Ⅰ愛着行動 岩崎学術出版社

※17 Bowlby, J.(1991)黒田実郎・大羽蓁・岡田洋子・黒田聖一(訳) 母子関係の理論[新版] Ⅱ分離不安 岩崎学術出版

※18 Bowlby, J.(1991)黒田実郎・大羽蓁・岡田洋子・黒田聖一(訳) 母子関係の理論 Ⅲ対象喪失 岩崎学術出版社

※19 金子 保(1994)ホスピタリズムの研究―乳児院保育における日本の実態と克服の歴史 川島書店．

※20 美馬 正和・堀 允千・鈴木幸雄(2021) 日本の社会的養護とホスピタリズムの動向 北海道文教大学論集(22)北海道文教大学, 135-146.

※21 Gallup, GG Jr. (1970), Chimpanzees. self-recognition, Science:, 167, 86-87.

第10章 発達（3）各発達段階 幼児期・児童期

この章では，胎児期・乳児期に続き外部からの刺激の処理能力の向上である幼児期の知覚についてまとめるとともに，大人とは違う処理をしている点もあげる。

その後の児童期では，それまでの刺激の処理能力の安定とともに，最も重要な社会性の獲得に重点を置いてまとめる。

第10章のポイント

● 第一次反抗期

● 共感覚

● 言語の発達

● informal group（非公式集団）と formal group（公式集団）

● ピグマリオン効果

1．幼児期

（1）第一次反抗期

この段階の子供は，運動能力の発達と共に，行動範囲・量が増え，親の援助・保護を離れ自分で行動しようとする。しかし，大人から見ると不安定なもので，叱責，禁止，命令が多くなる。それでも子供が自分の欲求や主張を通そうと反抗することを**第一次反抗期**と呼ぶ。反抗とは，親や大人から見ると反抗している状態なので反抗期と呼ぶ。一方，子供の立場からみると，自分のことを表現しようとしていることになるので，**自己主張期**と表現する研

究者もいる。

　この**第一次反抗期**の子供への接し方のポイントとして，子供の欲求にすべて答えることは決して本人の為にはならないという点である。第14章「人間の欲求と動機」でも触れるが，人間の欲求不満に耐える力を**欲求不満耐性**という。この耐性は，それまでに体験したことは耐えることができ，さらに経験によりその強さを少しずつ強くしていくと考えられている。つまり，**第一次反抗期**により，自己の欲求を表現できるようになったことは，とても重要で良いことであるが，それとセットで我慢する必要があることも身につけていくほうが，本人の将来にとっては望ましい。

　それだからといって，押さえつけるために虐待行為を行うことは言語道断である。殴ったり叩いたりする**身体的虐待**はもちろんのこと，大声で威嚇する，嫌味を言う，無視する，夫婦喧嘩を子供の見ている眼で行う**面前 DV（ドメスティック・バイオレンス）**などの**心理的虐待**も，その後の脳の視覚野や聴覚野などの成長に大きく関わることが分かっている。[1, 2]

（2）幼児期の知覚

①　幼児期の知覚の特徴

　幼児期は，成熟が不完全なため，大人とは違ったもののとらえ方をしている。この幼児期特有の知覚の特徴として次の3点がげられる。

❶　**相観的知覚**：情緒，欲求，未分化な知覚のため，対象に人間的表情を見る。

❷　**図地構造の未分化性**："皆さん"という呼びかけに自分が入っているのかが分からないことがある。

❸　**共感覚**：1つの感覚器官が興奮すると，ほかの感覚器官も同時に興奮すること。通常，年齢が低いうちは，視覚・聴覚などの感覚器官が未分化であるが，その後の成長による感覚の発達に伴い，脳の結合の変化によって**共感覚**は失われていくとされる。最も多い共感覚は，音を聞くと色が見える**色聴**（color hearing）といわれる。[3, 4]

②　色彩について

　色を弁別する能力は3〜5歳の間に急速に発達し，6歳でほぼ完成すると考えられている。そのために昔は，小学校4年時に色盲検査（色覚検査の旧

称）が実施されていた。しかし，差別につながるとの観点から，2002年に学校保健法が改正され，現在では児童生徒や保護者の希望以外では実施されなくなっている。

　色覚に関係する網膜の錐体細胞や，そこからの情報を処理する脳の成長の程度などから，大人とは違った色彩の捉え方をしていると思われる。これは，色を弁別する際に，対象物だけを判断するのではなく，その判断にさまざまな要因が影響することがあげられる。それでも，色の好みや色の違いなどは，乳児期のかなり早い時期から表れていることも分かっている。[5]

　例えば，ボーンスタイン（アメリカ，1975）の研究では，生後4ヶ月の乳児は赤や青といった色を好む乳児が多いことと，その好みが大人になったときにも，ほとんど変わらないことを指摘している。[6]

③　奥行き知覚について

　奥行き知覚ができるメカニズムは，次の2点の要因がある。

❶　**目の要因。**以下の3点がある。

・対象にピントを合わせる**目の調節。**

・2つの顔の前面に目が離れて付いていることによって出る差の**両眼輻輳。**

・目にも利き目があり，対象物に対して利き目が垂直に入るように調整することで，反対側の目は斜めから見ることによって距離が長くなる**両眼視差。**

❷　**対象物の要因。**これには運動視差や陰影，大小，重なり，遠近法，テクスチャー（肌目）といったものがある（**表10−1**）。

表10−1　奥行き知覚の要因

目の要因	＋	対象物の要因	＝	奥行き知覚
目の調節		運動視差		
両眼輻輳		陰影		
両眼視差		大小		
		重なり		
		遠近法		
		テクスチャー（肌目）		

表10 – 1にまとめたようなメカニズムにより，奥行きを感じることができる。犬や猫など，獲物を捕獲するために距離感をつかむ必要がある肉食動物は，おおむねこのメカニズムである。このメカニズムが機能する目の最大要因として，「顔の前方に目が2つ付いていること」となる。つまり後ろは見えない。一方，草食動物は，敵をいち早く発見するために視野を広くすることが重要であり，「顔の横に目が付いている」。馬などは，両目の視野を合わせると350度にもなる。しかし，両目で見える視野は狭くなるので，**奥行き知覚**の能力は高くない。

対象物の要因による奥行き知覚では，2歳で重なり，3歳6ヶ月で大小，3歳9ヶ月で水平関係から奥行き知覚ができるようになると言われる。これには対象物の具体性なども関与する（**図10 – 1**）。

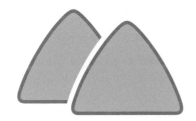
A…1つの絵として考える

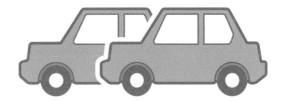
B…2台の車とわかる

図10 – 1　2歳児の奥行き知覚の例

④　方向について

5歳児を使った実験を紹介する（**図10 – 2**）。右のように普通の文字の文章があり，仮に読むのに1分間かかる分量だとする。それを左のように左右を反転させて，鏡映文字にした状態でもやはり1分間で読むことができる。

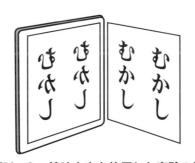
図10 – 2　鏡映文字を使用した実験の例

このように幼児期の子供は大人の見え方とは異なる見え方をしているのが分かる。

また、図形の識別状況では、上下反転と左右反転では、上下反転のほうが左右反転よりも正確に識別できることが分かっている（寺田ら，2001）。[7]視覚システムとして、もともと網膜上に映っている像は上下左右反対になっている。それを脳の外側膝状体（がいそくしつじょうたい）を経由し、視覚野で処理する際に、今現在見ている状態に修正される。我々は重力のある世界に生きているので、上下の修正は早く、左右の修正は遅くなると考えると分かりやすい。

⑤　時間知覚について

　2歳児では、現在と非現在の弁別は可能だが、まだ時間の流れはできていない。3～4歳児になると、昨日・今日・明日と、幅はせまいものの、現在を中心とした過去と未来という流れができ始める。4歳以降になると、過去⇔現在⇔未来のような流れがしっかりとしてくる。この**時間知覚**という時の流れができるようになると、情報の検索条件が「時間の流れに乗っているもの」となるので、流れができる前の情報が思い出せなくなると考えられている。また、第7章で説明した、いつ・どこで学習したかというエピソード記憶が機能し始める時期も4歳ごろであり、自身の最も幼いころの記憶の年齢が、その人にとっての**時間知覚**がしっかりしてきた年齢と考えられる。

（3）言語の発達

　言語は、非常に高度な認知能力であり、言語を使用するためには、生物学的に人間であることと、**臨界期**（りんかいき）といわれる、行動を身に付ける限界の時期までに**言語経験がある**ことが必要である。しかし経験による学習だけでは、言語獲得のメカニズムは説明できない。

　人間に最も近く、豊かな感情と優れた知能や記憶力・運動能力を有するチンパンジーの研究において、チンパンジーの言語能力が人間の幼児（3歳程度）と同様であることは分かっているが、そのレベルを超えるものではない。また、新しい内容を伝えるための言葉を自ら作ることはできず、複雑な文を作ることもできない。さらに、人間の3歳ごろに起こる**語彙の爆発**（ごい）と呼ばれる単語数の劇的変化や文法的直感による文の正誤判断もできない。[8]

　つまり、言語が高度な能力であることから、その特徴が発達の指標となることになる。言語に関する脳の説明と、乳児期から幼児期にかけての言語の

発達の様態をまとめる。

①言語機能

　言語使用に関する言語機能は，脳の左側に側性化しており，**構音言語機能**（話す）の部位は**ブローカ中枢**であり，**言語受容機能**（言葉を理解する）の部位は**ウェルニッケ中枢**となる。話す機能と理解する機能が異なることが大きな特徴となる。

②ブローカ中枢

　ブローカ中枢とは，左前頭葉下後部の下前頭回にあり，こめかみあたりになる。ブロードマンの脳地図における44および45野近辺になる。この部位が損傷すると，**ブローカ失語**と呼ばれ，非流暢性失語または運動性失語といわれる。意図する音の組み立てや発声が困難となり，電報文のような言葉が多発するという特徴がある。

③ウェルニッケ中枢

　ウェルニッケ中枢とは，左側頭葉上後部の聴覚野に近い上側頭回にあり，耳の後ろの上あたりになる。ブロードマンの脳地図における22野近辺となる。この部位が損傷すると，**ウェルニッケ失語**と呼ばれ，流暢性失語または感覚性失語といわれる。すらすらしゃべるが繰り返しが多く，意味不明なおしゃべりになる。また，錯語や新造語があらわれることもある。

④弓状束

　ブローカ中枢とウェルニッケ中枢を結ぶ部位が**弓状束**である。この部位が損傷すると，発語も理解も正常だが，復唱だけが困難な伝導失語が生じる。
　また，日本語の場合，漢字の読み書きは可能だが，仮名は使えないという症状を示すことがある。これは，漢字（意味的処理）と仮名（音韻的処理）は別々の処理ルートで行われることを示唆しており，**角回**という部位が関わっているとされるが，まだ不明な点が多い（**図10－3**）。

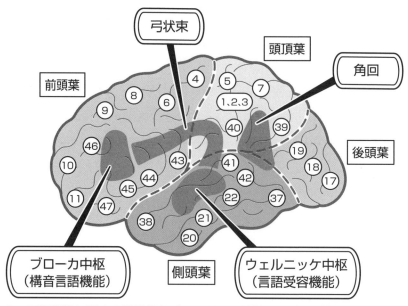

図10−3　言語機能に関する脳部位とブロードマン脳地図の番号（左半球）

⑤言語の発達の経過

❶　**0〜1歳**：この時期の言語の特徴は，**喃語**（なんご）と呼ばれ，「あー」「うー」などの母音から始まる言葉（喃語）が出てくる。母親や父親など愛着（アタッチメント）関係のある大人の顔を見ると，ニコニコしながら**喃語**で話すようになる。

❷　**1歳〜1歳6ヶ月ごろ**：この時期の言語の特徴は，**一語文**（いちごぶん）であり，「まんま」「ブーブー」など意味のある単語を使って，一語文を話し始める。自分の気持ちを一語文で伝えようとする。

❸　**1歳6ヶ月〜2歳ごろ**：この時期の言語の特徴は**二語文**（にごぶん）となる。「これ，ちょうだい」など2つの単語を使って，文章のように話をするようになる。子供の言いたいことがこちらも理解しやすくなるので，しっかりと応えてあげるやり取りを増やすことが更なる言語発達につながる。

❹　**2歳〜2歳6ヶ月ごろ**：この時期の言語の特徴は**三語文**（さんごぶん）となる。「わんわんとボールあそぶ」など3つの単語を使って，より意味のある言葉を話すようになる。また「なんで？」「どうして？」と疑問に思うことも増えて質問することが多くなる。その際に子供の好奇心になるべく丁寧に寄り添いながらつき合うことが重要になる。

❺　**2歳6ヶ月〜3歳ごろ**：この時期の言語の特徴は**模倣**（もほう）となる。これは，

発音がしっかりしてくることにより，大人の真似をしたがるようになる。この時期は，簡単な言葉の意味に興味を持って使いたがる頻度が高くなるので，分かりやすく丁寧な説明を心がけることが重要となる。

❻ **3歳〜4歳ごろ**：この時期の言語の特徴は，2つ以上の述語が組み合わさっている**複文**を使い始めることになる。また，代名詞や助詞を使うこともできるようになり，大人と対等に話せるようになってくる。

❼ **4歳〜5歳ごろ**：この時期の言語の特徴は，**コミュニケーション**となる。これは，話す意欲が高まることにより，友達同士でも会話を楽しむことができる。言葉で自己主張して，自分の思いを伝え，解決しようとすることから，口喧嘩も増えてくる。それぞれの思いを聞きながら，お互いが妥協できるように話し合う場を設けることが重要となる。

❽ **5歳〜6歳ごろ**：この時期の言語の特徴は，**物語**となる。これは，自分が体験したことを言葉にして相手に伝えることができるようになることを意味している。小学校に入り，本格的に学習が始まることとなり，同級生も増え，コミュニケーションを取る場面が多くなる。その際に，多くの言葉を使った会話や絵本の読み聞かせなどの，双方向のやり取りをすることが，言語能力の発達に大きく寄与する。

表10-2　語彙数の変化と構音発達

年齢	語彙数	文の長さ	構音
0ヶ月		産声	
6ヶ月		喃語	
0〜1歳	1〜3語	始語	マ・パ・ナ・ワ行
1歳〜1歳6ヶ月	20〜30語	一語文	
1歳6ヶ月〜2歳	200〜300語	二語文	タ・ダ行
2歳〜2歳6ヶ月	600〜1,000語	三語文	カ・ガ・シャ・ジャ・チャ・ハ行
2歳6ヶ月〜3歳	1,100〜1,600語	模倣	サ・ザ・フ行
3歳〜4歳	1,600〜2,000語	複文	
4歳〜5歳	2,000〜2,500語	会話	（コミュニケーション）
5歳〜6歳	2,500〜3,000語	完了期	構音発達完了期（物語）

（馬場一雄　監修：新版　小児生理学、p.211、へるす出版、2009から改変）※9

なお，失語症になった場合，患者自身も周囲の人たちも「言葉を失った＝人格を失った」と思い込むケースが多い。これは，他者との意思疎通が困難なため，社会との関係が断絶されてしまうことからくる。しかし，そのような状態であっても，推論・判断・記憶などのほかの認知能力は保たれていることも多い。そのサポートのために，1997年に国家資格として**言語聴覚士**が制定されるなどの社会的資源も増えてきている。

2．児童期

この児童期は，これまでの時期と比較すると，感覚・知覚のような刺激の処理能力の向上が落ち着いてくる分，今度はそれを使っての他者との関わり，いわゆる社会的発達が著しくなる。その社会性を学ぶ場所として大きく2つの集団がある（**表10-3**）。

表10-3　formal group（公式集団）と informal group（非公式集団）

formal group（公式集団）：児童期の公式ということで，小学校の中での集団のことを指す。
informal group（非公式集団）：小学校が終わったあと（放課後など）の，プライベートな時間に過ごす，いわゆる仲間のことを指す。

この2つの集団のどちらも重要であるが，大人になった時の影響が大きいのは informal group（非公式集団）の方である。

（1）informal group（非公式集団）

informal group（非公式集団）で学習されることのメインとしては，自分達が所属している内集団と外集団の区別である。特に内集団における集団思考意識や我々集団意識（we consciousness）といわれる，仲間意識が重要になってくる。informal group（非公式集団）の特徴は次のようなものである。

①　leader の条件

低学年と高学年では leader の条件が異なる。簡単にまとめると次のようになる。

❶ 低学年：体力，腕力，自己主張の激しい子が leader になりやすい。自分で leader になる感じをイメージすると分かりやすい。

❷ 高学年：身体が大きい，遊びが上手，成績が良い，格好が良いなどが **leader の条件**となってくる。メンバーがその人を評価したうえでの leader になるとイメージすると分かりやすい。

② Gang（ギャング）

informal group（非公式集団）である仲間のことを **Gang（ギャング）** という。あまり適切な日本語訳にならないので，そのまま英語（カタカナ）で表すことが多い。Gang（ギャング）の特徴としては次のようなものが指摘されている。

❶ 男子の方が女子よりも Gang（ギャング）を作りやすいといわれる。

❷ 男子は leader-follow（その他の仲間）の区別は明確であり，女子は不明確なことが多いとされる。これは，男子のほうが Gang（ギャング）の人数が多く，さらに役割分担がはっきりしているため，集団が機能しやすいと考えられる。一方女子は人数が少ないことが多く，役割分担をはっきりさせなくても集団が機能するためと考えられる。

❸ 大人の干渉を嫌い排他的である。

❹ Gang（ギャング）の集合や活動の場所としては，人目につかないところとして，男子はガレージ，空き家，校舎の裏などを，女子はメンバーの家，運動場の片隅などが選ばれる。

❺ メンバーは基本的に同性である。この点に関しては，第8章におけるフロイトの発達理論の「5，6歳〜11,12歳ごろ：潜在期」の特徴である同性との交流と重なる部分になる。基本的には同性のみの集団であるが，一人だけ異性がいる場合にはその異性には役割があるとされる。女子の集団に男子が一人いる場合，ペット的な存在として扱われることが多く，男子の集団に女子が一人いる場合，女王的な存在になるとされる。

❻ 仲間の結束を高めるための秘密の共有が行われる。例えば，メンバーの誰かに好きな人がいるような時に，誰のことが好きなのかを知っていて良いのは Gang（ギャング）のメンバーだけである，などがあげられる。

　この Gang（ギャング）で学ぶこととして，次のようなことがポイントと

表10-4　Gang（ギャング）で学ぶこと

・集団への忠誠心
・従順性
・同調行動
・責任性
・Gang（ギャング）中の弱い者を援助
・Gang（ギャング）の発展に努める

してあげられる（**表10-4**）。

　この児童期の Gang（ギャング）において学んだ集団への価値観が，大人になったときの家庭，会社，国家，人類への方向の基礎となる。

　もちろん Gang（ギャング）にも危険性は伴う。特に男子は，リーダーの影響力が大きいという特徴が悪い方向に向いてしまった場合，万引きグループになってしまうこともありうる。そして大人からの干渉を嫌うという特徴から，万引きグループが露見した段階では，かなりエスカレートしてしまっているリスクもある。

　また，現在の日本では，少子化や習い事の影響もあり，Gang（ギャング）そのものが減少傾向と言われる。そのことで役割の学習の経験ができず，いじめ等で相手が死ぬまで止めないようなってしまう要因の１つになっている可能性も指摘されている。

（2）formal group（公式集団）

　仲間内での関わりが重要だといっても，多くの時間を過ごすことになる学校もとても重要である。そこで **formal group（公式集団）** で学習されることについてまとめる。

① 学級集団の構造の発達

　学級集団がどのような構造の発達をしていくのかについてまとめる（**表10-5**）。

　この中で①と②の時期は教員の能力が極めて重要になる。授業中だけでなく，休み時間や給食の時間など児童たちの様子を伺いながら，周りの子と関係が築けていないと感じた際に「じゃあ席替えしようか！」といった働きか

表10－5　学級構造の変化

①**小１前半**：孤立期（探索期）の状態。名簿順に座席が決まっているので，周りには知らない子が多く一人である。そのため，まずは，友達や気が合いそうな子を探す時期。

②**小１後半～２年**：水平的分化期の状態。席が近かったり同じ班だったりなどの物理的接近により小人数仲良しグループができる。そのグループ内での力関係は強くない。

③**小２～３年**：垂直的分化期の状態。グループ内での地位の分化が起き，leader がはっきりしてくる。

④**小３～５年**：部分集団形成期の状態。趣味が一緒，パーソナリティが似ているなど１人ひとりの結び付きが強くなる。また，小グループがまとまってグループが大きくなってくる。それらをまとめる大ボスが現れ，教員の力よりも大ボスの力は大きくなる。

⑤**小５～６年**：集団統合期の状態。グループが大きくまとまると，学級対抗や学級統合となる。また，教員の力が弱まることにより教員批判も始まる。

けができることが必要となる。そこで，ある程度のキャリアを積んだ教員を1, 2年生の担任にすることが多い。

　小学校では，このような集団を形成することが初めてのため，時間をかけて変化していくと考えて欲しい。中学校以降は，一度経験していることから，このプロセスのスピードが速くなるので6年間も必要がなくなる。そこで，自分たちの今の学校での集団がどのあたりかを考察してみるのも面白いと思う。

② 教員に対する児童の態度の発達

　教員に対する児童の態度も徐々に変化していく。どのようなものかを表にまとめる（**表10－6**）。

表10－6　教員に対する児童の態度の変化

①**入学当時**：親に代わる保護者として，やさしい，かわいがってくれる，遊んでくれる先生が良い先生であり，絶対的な存在である。

②**2～3年生**：依存対象としている。やさしい，おもしろい，分かりやすく親切に怒らないで教えてくれる，といった学習の指導者の評価が出てくる。

③**4年生**（対教員の変換期）：仲間意識が教員よりも強くなる。そのことで依存対象が教員から仲間へ移る。同時に教員批判が始まり，不公平，教え方が下手，自分に甘い（生徒に厳しい），自分の誤りを認めないなどの批判をするようになる。

④**5, 6年生**：教員批判が激化する。一方，教員肯定感情も芽生え，明朗，教え方が上手，人格が優れているなど，その教員個人の肯定的な評価をするようになる。

この中で①の時期に関しては，親代わりという観点からも，お兄さんやお姉さんに近い年齢の教員よりも，お父さんやお母さんに近い年齢の教員のほうが，児童にとっては依存対象にしやすい面がある。また，この教員に対する態度に関しても学級構造の変化と同様に，中学校以降は短いスパンで経過をたどるので，自身の学校における教員に対する態度についても，どの段階かを考察してみると面白いと思う。

　これまで述べてきたように，学校における教員の影響力は重要かつ大きいものがある。そのために教員自身も気が付かないうちに，児童にさまざまな影響を与えてしまっていることもありうる。そこで有名な実験を紹介することで影響について考えてみる。

　ローゼンタールとヤコブソン（アメリカ，1968）は，実際の小学校の児童を対象にした実験を行った。説明のために数字は分かりやすく区切りをよくしてある。※10

　小学校１～６年各学年３クラス（１クラス30名）ずつを対象に，学年の初めに知能検査を実施した。実施した知能検査は採点せずに30名を上位10名・中位10名・下位10名の３つのグループにランダムに分け，教員にはその児童がどのグループになっているのかだけを知らせた。教員は「この子は知能検査の結果が良いから勉強ができそうだな」あるいは「この子は知能検査の結果が悪いから勉強は苦手そうだな」といったイメージを抱くことになる。そして８ヶ月後に行ったテストの結果は次のようになった（**表10-7**）。

　この結果から，「この子は勉強ができそう」「この子は勉強が苦手そう」といった，**教員の期待や先入観**が学力の上下に関係したことになる。このような教員の影響のことを**ピグマリオン効果（Pygmalion effect）**と呼ぶ。あるいは研究者の名前から**ローゼンタール効果**とも呼ぶ。成績低下のようなマイナス面のことはゴーレム効果ともいう。

　当時の実験的な手続きの問題はあるが，この**ピグマリオン効果**は医療現場においても同様の効果がみられる可能性がある。

　患者の生活習慣の改善の

表10-7　ローゼンタール＆ヤコブソンの実験の結果

	８ヶ月後の得点
上位10人	↑
中位10人	→
下位10人	↓

ような，時間的にも関わり的にもローゼンタールらの実験のように，日々の積み重ねが結果として現れる状況では，特にその類似性が高くなる。「この患者さんは真面目だから頑張ってくれるし，良くなりそうだな」と思っている場合と，「この患者さんは，返事だけは良いけどいつもさぼっているし，どうせこれからもやらないからもうだめでしょ」と思っている場合に，患者の生活習慣の改善の予後に差が出る可能性があることになる。第15章「コミュニケーション」で触れるが，人間の感情伝達能力は**ノンバーバル（非言語的）コミュニケーション**の方がその影響力は大きい。言葉に出さなくても伝わるものが大きいことになるので，そのことはしっかりと意識して患者と関わる必要がある。

先生！新型コロナの影響で，運動会や社会科見学，修学旅行など色々なイベントが無くなってしまいました。その影響はあるんでしょうか？

現時点では現在進行形の状況だから，まだ何とも言えない部分が大きいかな。だけど，新型コロナ禍において，様々なイベントの中止などの学校生活，公園や友人の家に遊びに行くなどの放課後の時間帯の制限と，公私両面の生活において，状況的には仕方ない面はあるものの，極めて強力な行動制限を明確な科学的根拠を示すこともなく無理強いした。今この本を読んでいる学生も，運動会の中止や修学旅行の中止など，おそらく思い当たることが多いと思う。この経験をした子供たちが，将来どのような人間関係の構築の仕方をしてくるのか，あるいはコミュニケーションの取り方にどのような影響が出てくるのかといったことは，コホート要因として，将来の縦断的研究テーマとしてしっかりとした検証を行う義務が国や研究者にはあると考えているよ。

そういった観点から行くと，新型コロナ禍の影響ってまだまだ続く可能性があるってことですね。

そういうことだね。ウィルス自体の問題だけでなく，社会的・心理的・経済的要因も加味した分析と結果をフィーバックすることが，この次にまたこのような事態が起きた時の為にも重要だね。

参考・引用文献

※1　Tomoda, A., Sheu, Y. S., Rabi, K., et al.（2011）Exposure to parental verbal abuse is associated with increased gray matter volume in superior temporal gyrus. Neuroimage, 54 Suppl 1, S280-286.

※2　Tomoda, A., Polcari, A., Anderson, C. M., et al.（2012）Reduced visual cortex gray matter volume and thickness in young adults who witnessed domestic violence during childhood. PLoS One, 7, e52528.

※3　河合　優年・中野 茂 (著)（2013）　保育の心理学 (新・プリマーズ・保育・心理)　ミネルヴァ書房.

※4　行場　次朗・箱田　裕司(編)（2014）『新・知性と感性の心理』福村出版

※5　仁科　伍浩・齋藤　美穂(2017)　嗜好の定量化による幼児の合成図形嗜好に及ぼす色と形の影響の検証　感性工学会論文誌　16(5). 431-437.

※6　Bornstein, M. H. (1975) Qualities of color vision in infancy. Journal of Experimental Child Psychology. 19. 401-419.

※7　寺田　敦子・辻 妻子・池田　行伸　（2001）　子どもの空間認知能力と行為の発達研究論文集 佐賀大学文化教育学部研究論文集 6 (1), 31-42.

※8　Frankenburg, W.K.(著) 日本小児保健協会(編) (2003) DENVER Ⅱ デンバー発達判定法 日本小児医事出版社

※9　馬場　一雄 (監修) 原田 研介(編) (2009)新版 小児生理学　へるす出版.

※10　Rosenthal, R. & Jacobson, L. (1968) :Pygmalion in the classroom, Holt, Rinehart & Winston.

第11章 発達（4）各発達段階 青年期

青年期は、「第二次性徴の発現から社会的成熟まで」と定義されることが多い。産業革命以前は青年期に相当する時期はなかった。なぜなら，親の仕事を引き継ぐ選択肢が多かったため，それ以外のいろいろなチャレンジをする機会が少なかったからである。産業革命により，工業がうまれ，それまでになかった業種や仕事がうまれ，そこに新たな知識や技能を習得する必要が生じたことから高等教育が始まった。それが多様性の時代と呼ばれる現代のように選択肢が多岐にわたり，女性の社会進出などの情勢も加わり，教育期間の延長がなされるようになった。このようなさまざまな要因の変化とともに青年期も長期に渡るようになった。そこでこの章では，分かりやすいように青年期の始まりを「青年期前期」，青年期の終わりを「青年期後期」と分けて説明する。子供から大人への移行期である青年期とはどのようなもので，どのような特徴があるのかを学び，自分自身の人生を考える意味でも自分自身に置き換えながら理解を進めていこう。

第11章のポイント

● 第二次性徴
● 第二次反抗期
● アイデンティティ（自我同一性）の確立
● モラトリアム

1. 青年期前期

思春期とも表現されるこの時期の大きな変化を指して，フランスの哲学者

ルソー, J. J. は「第2の誕生」と呼んだ。それほどの大きな変化を体験することになるが, その変化は心身ともに起こることとなる。

(1) 身体的成熟

身体的側面の特徴で最もわかりやすい身長や体重については, **思春期スパート**と呼ばれる急激な変化が起こる。身長では1年間に10cm以上伸びる人もいる。この変化のさいに**成長痛**と呼ばれる痛みを体験することも多い。原因が完全に特定されているわけではないが, その特徴として夕方から夜間帯に多いことがあげられる。これは成長ホルモンの分泌が夜間に旺盛になるという, 第1章で扱った**サーカディアン・リズム**の要因も関与している可能性がある。

そしてもう1つ, 青年期の定義にも関わる, **第二次性徴**の発現である。第二次性徴とは, 性器以外の男女を区別する特色であり, 男女ホルモンの分泌による外の変化としての男女の特徴がはっきり現れることとなる。通常女性の方が2年ほど早く成熟が始まる。また個人差が大きいのも特徴の1つとなる。この第二次性徴の発現により, 多かれ少なかれ何らかの身体図式の変化を体験することになる。

この**第二次性徴**による変化は, 身長や体重のように, 幼少時から経験している1年で身長が何cm伸びたとかといった変化とは異質の変化が起こることになり, 心理的にも不安定になりやすくなる。自分の身体や容姿に関して敏感になることにより, それらについての悩みも生じやすくなる。このときにいわゆる親友と呼べるような, なんでも話せる人が近くに存在していると, 話すことだけでも楽になることがある。また, 自分だけでないということがわかれば, かなり悩みは軽減する可能性がある。一方, なんでも話せる人が居ないようだと, この悩みが無限ループのように苦しみとなってしまうリスクもある。そこで, 児童期の学校や**Gang（ギャング）**を含む公私における人間関係の形成が, この悩みの軽減にもつながってくることからも, その必要性が分かると思う。

(2) 知的能力の開花

11,2〜14,5歳で**ピアジェの発達理論**の最終段階となる**形式的操作**思考が完成する時期に相当する。[※1] この段階では,「もし〜であれば〜である」といっ

た仮説演繹的な思考もできるようになる。

（3）自我の自覚と反抗

　この時期になると，自我もしくは自己といった，みずからの内面を客観的に見つめる目が形成される。このことをシュプランガーは**自我の発見**と呼んだ。[※2] この気付きにより自身の嫌な面なども自覚することになり，そうした自分と理想の自分との間に大きなギャップを感じ，自我の分裂に悩むこともある。また，完全に親に依存していることにも気付く。つまり，自分自身で考え行動できており，その結論や行動は自分だけで十分正しく，完結できていると思っていたが，そうではないことが自覚できるわけである。当然自身が考えていたよりも評価が下がる自分に対してポジティブな感情を抱くことはなく，どちらかといえばネガティブな感情を抱くことのほうが多いため，そのような自分から脱却しようという動きになる。

　ただし，具体的にどのようにすれば良いのかはなかなかわからない。そこで，まずはそれまでやってきたことを否定するという意味で，反発，反抗という行動をとる。この状態を**第二次反抗期**（自己主張期）という。例えば親の言うことに従ってきた，学校の校則を守ってきた，などのことが今の納得のいかない自分になっているから，親の言うことに反抗する，学校の校則を破るなどといった行動をとるわけである。

　この時に親としては第一次反抗期と同様に，頭ごなしに押さえつけようとするのは逆効果となる。本人としては「言うことを聞いてきたから今の納得がいかない自分がある」と感じている時に，親の言うことを聞くことはその納得のいかない自分を続けることになってしまうからである。親側のスタンスとしては，「どの方向に向かっても良いよ。ちゃんと見ているから。」というサインを出し続けることとなる。

2．青年期後期

（1）社会的成熟

　冒頭の青年期の定義で示したように，青年期の終わりは**社会的成熟**となる。なにをもって**社会的成熟**とするかはとても難しい。多くの書物では，学校を卒業して，就職をして，自分の収入で生活が送れるようになると思われ

る21〜23歳ころを青年期の終わりとしている。では就職したら**社会的成熟**と言えるのだろうか。

　大学の新規学卒就職者の3年以内の離職率は全体でも30％を超え，宿泊業・飲食サービス業では50％を超える。医療・福祉領域においても38.6％とかなり高い離職率を示している。このことは大学を卒業して，就職したことだけでは社会的成熟とするには不十分であることを示唆する。[※3]

　そこで本書では，心理学の知見を用いて，青年期の終わりを**アイデンティティ（自我同一性）の確立**で説明していく。

（2）アイデンティティ（自我同一性）の確立

　アイデンティティ（自我同一性）とは，**自分の内的な同一性と連続性を維持する能力が，他者にとっての自己の意味の同一性と連続性に合致する事の確信**という意味である。非常に難しいので，簡単に表現すると「自分が思う自分と他者が思う自分がイコールになった状態」と言えよう。

　ほかの人から物質的，精神的援助をしてもらっているあいだに，夢を追い，自分の才能を試し，自分について知り，自己の一貫性を獲得することになる。当然このような**アイデンティティ（自我同一性）**は簡単に確立するものではない。自分の方向性もいろいろと変化し，なおかつ他者が思う自分とイコールになるのは容易なことではない。そこで**エリクソン**は，**モラトリアム**という期間を設け，この時期に幅広い試みと対人関係を経験することが必要であるとした。[※4]

（3）モラトリアム

　モラトリアムという用語は，元々は経済学用語で世界大恐慌の際に出された**支払い猶予令**のことである。世界的に経済状況が厳しくなり，借りた金の支払期限がきても返済できないことが起きた。通常であれば，返済できなかった会社・個人だけが倒産などの状態に陥るだけだが，この時期にはそれだけでは済まず，返済できなかった会社・個人との取引があるところも連鎖倒産していく恐れが生じていた。そのために，「ちょっと待って」という意味で**支払い猶予令**が出された。エリクソンは，アイデンティティ（自我同一性）も簡単に確立するものではないので「ちょっと待って」期間として**モラトリアム**という語を使用した。多くの人はこのモラトリアムの期間に，いろ

いろなチャレンジや人との関わりにより，自分自身の方向性を定めて，**アイデンティティ（自我同一性）**の確立を行うことができる。

しかし，モラトリアムの時期に，自分がなにか，なにになりたいのかがはっきりしない状態が続いてしまうこともある。そうなると，自我の統合された状態を実現できない危険性があり，その状態を**役割の混乱（role confusion）**や**同一性の拡散（identity diffusion）**と呼ぶ。このリスクを軽減するためにも**メタ認知**と呼ばれる，自分自身の思考を客観的に観察する能力を養っていくことが重要となる。[※5]

（4）青年期の終わり

これまで紹介した**アイデンティティ（自我同一性）**のような心理的な側面だけでなく，ほかの観点から見ても青年期の終わりとはあいまいなものとなっている。

日本においては2022年4月の民法改正により，成年年齢が20歳から18歳に引き下げられ，親の同意なしに携帯電話や賃貸住宅，ローン，クレジットカードなどが契約できるようになった。それ以前には2016年に選挙権が20歳から18歳に引き下げになっている。選挙でいえば，立候補する際の年齢は衆議院議員・都道府県議会議員・市町村長・市町村議会議員では25歳，参議院議員・都道府県知事では30歳となっており変更はされていない。成年年齢の引き下げが実施されたが，飲酒や喫煙に関しての年齢引き下げは行われず20歳のままである。

成年年齢の引き下げに合わせて改正少年法が2022年4月に施行され，18歳と19歳は新たに特定少年という位置づけになり，家庭裁判所に全件送致されるこれまでの少年法の扱いと，裁判員裁判対象事件に相当するような犯罪で起訴された際の実名報道が解禁となるなど，成年と少年の扱いの両面を持つこととなった。[※6]

医療においては，2007年に日本小児科学会で，小児科が診療する対象年齢を，「中学生まで」から「成人するまで」に引き上げている。このガイドラインでは20歳までは小児科の対象になると変更されているが，今回の民法改正による小児科診療の対象年齢については現時点（2022年4月）では特になにも変更はない。[※7]

このように社会制度上も一人前の基準が複数あり，そのことも**アイデン**

ティティの確立を難しくする要因となっており，青年期の終わりをきっちり
と線引きする困難さがあることとなる。

> 先生！モラトリアム人間という言葉を聞いたことがあるんです
> が，モラトリアムと同じと考えていいんですか？

> 同じ部分と少し違う部分があるかな。モラトリアム人間は小此
> 木啓吾（おこのぎけいご）[8]が提唱した概念で，この章で取り
> 上げた内容的には，役割の混乱や同一性の拡散にニュアンスは
> 近いと思う。同じようなニュアンスの言葉には，カイリーが提
> 唱したピーターパン症候群があるね。[9]
> 本来，モラトリアム自体が存在することは自然なことであり，
> モラトリアム人間とは，役割の混乱や同一性の拡散状態がずっ
> と継続してしまっていることを指すことが多いかな。こちらも
> 正式な精神医学的診断名ではないけど，若者の社会的な情勢や
> 立ち位置を表現するのに使用されていると思えば良いと思う。

> そうなんですか！自分もしっかり現在の自分を客観的に見つめ
> ながら，将来の自身の方向性を決めて，さまよわないようにし
> ていきたいです！

参考・引用文献

※1　Piaget, J. La naissance de l'intelligence chez l'Enfant, (2e ed) Delachaux et Niestlé, 谷村 覚・浜田 寿美男
　　（訳）(1978) 知能の誕生　ミネルヴァ書房.

※2　Spranger, E. (1973)原田茂 (訳)　青年の心理　協同出版

※3　厚生労働省ホームページ　新規学卒就職者の離職状況を公表します
　　https://www.mhlw.go.jp/stf/houdou/0000177553_00004.html　2022年5月27日検索

※4　Erikson, E. H. (1959) Identity and the life cycle, International Universities Press, 西平直・中島由恵(訳) (2011)
　　アイデンティティとライフサイクル 誠信書房.

※5　田中 優子・楠見 孝，(2007) 批判的思考プロセスにおけるメタ認知の役割　心理学評論(50), 3, 256-269.

※6　法務省ホームページ　トピックス少年法が変わります！
　　https://www.moj.go.jp/keiji1/keiji14_00015.html　2022年5月27日検索

※7　公益社団法人日本小児科学会ガイドライン(2007)
　　https://www.jpeds.or.jp/modules/guidelines/index.php?content_id=66　2022年5月27日検索

※8　小此木 啓吾(2010)モラトリアム人間の時代 改版　中公文庫

※9　Kiley, D. (1983) The Peter Pan Syndrome: Men Who Have Never Grown Up. 小此木啓吾 (訳) (1984) ピー
　　ター・パン・シンドローム：なぜ、彼らは大人になれないのか 小此木啓吾訳, 祥伝社.

第12章 発達（5）各発達段階 成人期

　アイデンティティの確立を始め，さまざまな課題の達成を求められる激動の青年期のあとが成人期である。そのため一見すると安定した印象を持つことがある。しかしながら，社会や家族など組織の一員としての役割が重視されるようになり，その変化による困難も同時に出てくる。一般に考えられている誤ったイメージとの相違を含めて理解していくことを目的とする。

第12章のポイント

- ● １次的老化と２次的老化
- ● 結婚と家族
- ● タイプＡ

1．身体的変化

　身体的変化は，ピークを100とすると，30代には90，40代には75，50〜60代になると50ほどと不可逆的に減衰していく分かりやすいイメージがある。しかし，適切な運動と訓練によって体力や体の機能の低下を防ぐことができる。老化には大きく２つのものがあることを押さえておく必要がある。

（1）１次的老化

　１つ目が**１次的老化**といわれるものである。これは命あるものは，細胞レベルでも人のような生命体であっても，必ず訪れる死に向かうプロセスで生じるもので，**普遍的かつ不可避**な老化である。

（2）2次的老化

　2つ目が**2次的老化**と呼ばれるもので，**病気，身体的酷使<small>こくし</small>，身体の誤用の結果**として引き起こされた老化である。これはうまく対処することでそのダメージを軽減できるかもしれない老化となる。現代社会における2次的老化の最大のものが**スマホ老眼**と呼ばれる**VDT（Visual Display Terminal）症候群**という目の老化である。これは，視野の中で遠近感の調整が少ないままの状態でスマホ画面を凝視し続け，毛様体<small>もうようたい</small>や外眼筋<small>がいがんきん</small>といった目の神経や筋肉の硬直を起こし，調整能力が減衰してしまうものである。

　ここで取り上げた，**1次的老化**と**2次的老化**を知り区別することは，健康と病気，快適さと不快さ，体の善用と誤用の差を知るうえで重要なポイントとなるのでしっかりと理解しておく必要がある。

2．知能の変化

　ここでは**IQ**（知能指数，Intelligence Quotient）で計られるような知能が，どのような経過をたどるかについて説明していく。40〜50年前くらいまでは，一般の人のみならず，心理学者でさえ知能発達は生理的発達と並行するように成長と衰退をすると考えていた。つまり，20歳ごろまでは成長し，次第に平坦化し，最後に必ず衰退の一途をたどるというものである。しかし，この知能発達のイメージには問題がある。そこで，ここでは3つの観点から，必ずしも**身体的変化と知能の変化はイコールではない**，ということを理解して欲しい。[※1]

（1）IQの変化

　1916年の研究では**IQ**のピークは16歳であった。それが1950年代の研究では10代後半〜20代前半といった成人期初期がピークになっていた。これには知能の発達の環境要因としての教育期間が関係しいる。第11章の「青年期」でも説明したように，時代と共に教育期間が延長されていった。その教育期間の延長と共にIQのピークもうしろにずれ込んでいった。そしてIQの衰退の時期が成人期の遅くから始まることになっていった。その一方，教育期間の延長がなされたからといって，身長が伸びるピークが，うしろにずれる

ことはない。このことは，**身体的変化と知能の変化がイコールではない**ことを意味している。

　また，現在のように生涯教育の観点が増えてくると，中高年層に知的活動の行える人口が増加することも予想される。なお，このような教育期間の延長と共に IQ が上昇している現象を説明する理論の１つに**フリン効果**といわれるものがある。

（2）知能の内容

　IQ を測定するための検査を**知能検査**と一言で表すが，実際にはいろいろな内容を含んでおり，それぞれをまとめた形で評価することが多い。そのため，その内容によっては減衰する速度やタイミングが異なる。専門用語を使った細かいことは，第13章の「老年期」で説明するが，ここではどのようなものが減衰し，どのようなものが減衰しにくいのかだけ説明しておく。

　①言語や一般知識に関する認知能力は減衰しない。
　②速度や正確度に関する能力は減衰する。

　つまり，どのような知能の成分因子が衰えたのか，衰えていないのかを見極める必要がある。そして問題提起にあるように，この減衰と身体的変化には直接的な関連はない。

（3）弁証法的思考

　成人期の思考は**弁証法的思考**（べんしょうほうてきしこう）と呼ばれる。これは，矛盾したような人との付き合いや事象の解決のために，１つの情報源だけでなく，さまざまな情報を調整することによって解決を計ろうとする思考のことである。この弁証法的思考は **IQ には反映されない**能力である。このことは，仮に IQ として表される知能が減衰したとしても，そこには評価されないような高度な思考メカニズムを身に付けていることになる。また，この弁証法的思考も身体的な発達とは無関係なものである。

　以上３つの観点から，身体的変化と知能の変化がイコールではないことが理解できたと思う。このことは，あたり前のようで，実は知られていないことでもあるのでしっかりと理解しておく必要がある。

3．結婚と家族

　結婚といえば通常 2 者関係，家族といえば生活の最小単位を指すことが多いが，結婚と家族の特徴として，絶対に抑えておかなければならないポイントが，**時代と文化で形態が異なる**ことである。このことを踏まえて結婚と家族について説明していく。

（1）結婚

　日本においては90％以上の人が男女を問わず，60歳までに 1 度は結婚していた時代がある。しかしながら今ははるかに低下し，内閣府の資料によれば，50歳時の未婚割合が2025年には，男性が26.7％、女性17.5％と推計されている。[2, 3]

　結婚という制度にとらわれないものまで含めた場合，配偶者選択の要因に関する心理学的研究では，近接性・熟知性・報酬性・類似性・相補性といった対人認知・対人魅力に関する社会心理学的なアプローチが従来から行われてきている。また，近年では進化心理学的な研究も多く行われている。そこではカップルは，偶然の水準以上に相互に似ている傾向があるという意味の，遺伝学でいう**同類交配**という方向に傾くとされる。具体的には，身体の特色・知能・教育・社会的文化的背景・宗教・パーソナリティ・家柄などがこれに該当する。[4]また，配偶者選択における性差も検討されており，例えば Buss（1989）は，男性は相手の若さや身体的魅力を重視し，女性は経済力や社会的地位を重視することを指摘している。もちろん，そこには好みの個人差や相手に求める水準の違いなどによって組み合わせが無限に出てくることとなる。[5]

（2）家族

　家族とは，「夫婦・親子・兄弟など少数の近親者を主要な成因とし，成因相互の深い感情的関わり合いで結ばれた，第一次的な福祉志向の集団である」（森岡・望月，1998）などと定義される。[6]

　生活の最小単位でもある家族の役割とはどのようなものであるか。結婚同様に家族に期待される役割も時代と文化で異なることになる。そこで，よく見かける家族の役割をあげておく（**表12－1**）。

表12－1　家族の役割の例

①	衣食住の基本的な身体欲求の充足
②	訓育
③	保護
④	性的欲求の充足と生殖

　ここでは４つの役割をあげたが，これは，すべて持っていなければならないというものではないという点はとても重要である。例えば，看護師資格を取得したあとに働くことになる医療機関は，上記の表の③の役割の外注化（アウトソーシング）に相当する。また，DINKs（ディンクス：Double Income No Kids）と呼ばれる，夫婦共働きで子供を作らない夫婦形態がある。この場合，②と④の役割がないこととなる。しかし，それが悪いことや問題があることでは一切ない。

　家族と関わる際には，その家族がどのような役割や機能を持っているかを観察することから始まる。そしてその役割がしっかりと機能できているかを検討し評価することが大切となる。

　本書では，個人の発達段階に応じた説明をしているが，個人同様に家族単位にも**ライフサイクル**がある。例えば 森岡・望月（1997）は次のような家族のライフサイクルをまとめている（**表12－2**）。

　この家族のライフサイクルも，当時の１つのスタンダードモデルであった。しかしながら，結婚率の低下や晩婚化，出生率の低下，核家族化や単身世帯の増加，女性の社会進出，雇用形態の変化など，さまざまな要因の変化

表12－2　家族のライフサイクル（森岡・望月，1997）

①	子供のない新婚期
②	第１子出生－小学校入学（育児期）
③	第１子小学校入学－卒業（第１教育期）
④	第１子中学校入学－高校卒業（第２教育期）
⑤	第１子高校卒業－末子20歳未満（第１排出期）
⑥	末子20歳未満－子供全部結婚独立（第２排出期）
⑦	子供全部結婚独立－夫65歳未満（向老期）
⑧	夫65歳－死亡（退隠期）

により，このライフサイクルにあてはまらない家族も多くなってきた。つまり家族のライフサイクルにも**コホート**（出生年を同じくする集団）**要因**が大きいことになる。

また，家族がどの段階に位置しているかによって，その家族の保持する人物・物的資源（経済力，社会的な力，体力，精神力など）が異なり，ストレスに対する耐性も，ストレスがかかるポイントも変わってくる。全ての力が整った時期というのは個人同様，家族のライフサイクルにもなかなか無い。家族がうまく適応していけるか否かの要因の１つは，この弱点をいかにうまく他のものでカバーしているかにある。つまり，その**弱い部分やバランスが崩れている部分を見極めて必要な援助をする**ことが重要となる。この見極めの際に，自分自身の家族観のような価値観で判断してしまうと，すでに歪んだ判断となる。あくまでも客観的に分析することが，正しく必要に応じた援助ができることにつながるので，しっかりと覚えておいてほしい。

（3）家族形態の変化

日本における最新の結婚件数は，約50万件で，第二次世界大戦後最低を記録している（離婚は約18万５千件）。また出生数も約81万人で過去最低を記録した。新型コロナ禍における行動抑制によって加速してしまった。この少子化や未婚化などの傾向が今後大きく改善する可能性はほぼない。この傾向のまま推移していくと，１世帯あたりの人数の更なる減少や，すでに総世帯数の約12％を占める高齢者の単身世帯の増加などに，現状の社会制度では追い付かなくなる危険性が極めて高い。

また，事実婚や2015年に東京都渋谷区が初めて認めて以降，全国に広がりを見せている同性婚（パートナーシップ法）など，従来の性役割だけでは収まらない形態も増えてきている。

看護においては，**訪問**や**在宅**など，こちらが対象者に出向いていく**アウトリーチ**的な援助形態が増えている。先に述べたように結婚と家族の形は時代と文化で異なるものであることからも，今後の推移を見極めつつ，対象者にとって必要な援助を適切に行えるようにしなければならない。繰り返しになるが，その際に自身の結婚や家族に対する価値観によって対象を判断することは絶対に避けなければならない。

4．タイプＡ行動（性格）

　タイプＡ行動（性格）とは，ローゼンマンとフリードマンが提唱した，心筋梗塞，狭心症などの冠状動脈性心疾患（Coronary Heart Disease：CHD）を発症させやすい行動パターンのことをいう。このパターンを示しやすい性格のことを**タイプＡ性格**という。タイプＡの特徴としては，極端な精力的活動，時間的切迫感，攻撃性などある種の充実感，圧倒感といらいらした不安定感などがあげられる。また，話し方にも大きな特徴があるとされ，大きな声，早い口調，断定的な言い方などがある。一方，こういった特徴のない行動パターンのことを，**タイプＢ行動（性格）**という。[7, 8]

　タイプＡ行動（性格）は，循環器科の待合室のソファの傷みが早いことから注目され，研究が行われるようになった経緯がある。アメリカでの3,000人あまりの８年半に渡る追跡調査の結果，CHDの年間発症率は1,000人につき，タイプＢは5.9人のところタイプＡは13.2人と約２倍の発症率であった。このような差をオッズ比というが，この差については，多くの生物学的要因と生理的メカニズムも関係していると考えられる。

　研究が進むにつれて，タイプＡ行動（性格）の文化差も指摘されてきた。例えば，日本人においては，「欧米人より敵意性が低い」，「仕事中心的な面が強い」，「集団帰属的である」などの特徴が指摘され，瀬戸（1997）らにより日本的タイプＡ評定尺度の作成も行われている。この研究では，CHD患者と健常者を比較検討しているが，**完璧主義**傾向の得点がCHD患者の方が健常者よりも高いことを示していた。なお，このようにパーソナリティのある特徴に特化したアプローチを**単一特性論**という。[9]

　以上のように，一見安定していると思われる成人期においても，個人的にも社会的にも心身共に大きな変化を体験することが分かったと思う。この時期の理解を深めることで，その後の老年期の理解につながることになる。

先生！パーソナリティと心疾患には関連性があるということでしたが，他の疾患にもパーソナリティが関連しているものがあるんですか？

成人期ともなると，長年の行動パターンの積み重ねということになるから，いくつかのものが指摘されている。タイプA以外で有名なものとしては，テモショックとドレイアが提唱したタイプCという癌（Cancer）に関係があるとされる行動パターンがある。これはメラノーマという黒子（ほくろ）の癌患者を対象にした研究で，自己犠牲的で，我慢強く攻撃性などを表現できない，つまり，ネガティブなエネルギーを表面化しにくい傾向があるとされる，その結果，免疫力が低下し，癌になりやすいとするものだね。チェックリストの内容としては「あまり自己主張はしない」「他人から頼まれるとイヤと言えない」などといった項目が含まれているよ。[※10]

我慢することも大事だけど，我慢しすぎることも良くないってことですね。

そういうことだね。ただ，タイプAもそうなんだけど，こういった疾患の発症率が高い傾向があるからと言って，そのままにせず，行動を改善していくことによって発症リスクを軽減できることも研究結果として出ているよ。

そうなんですね！そういった点から見ても，客観的に正しく自己理解をする必要がありますね！

その通り！

参考・引用文献

※1　Flynn, J R. (2009). "Requiem for nutrition as the cause of IQ gains. Raven's gains in Britain 1938–2008". Economics and Human Biology 7 (1): 18–27.

※2　内閣府令和３年版少子化社会対策白書（全体版）
https://www8.cao.go.jp/shoushi/shoushika/whitepaper/measures/w2021/r03webhonpen/index.html

※3　総務省統計局統計データ　令和２年国勢調査 https://www.stat.go.jp/data/kokusei/2020/index.html

※4　天野 陽一（2012）誰を選ぶのか？ なぜ惹かれるのか？－配偶者選択の進化心理学的研究に関するレビュー－
首都大学東京人文学報455. 29-48.

※5　Basseches, M. (1984) Dialectical Thinking and Adult Development. Ablex Publishing. Buss, D. M. (1989) Sex differences in human mate preferences: Evolutionary hypotheses tested in 37 cultures. Behavioral and Brain Sciences, 12(1), 1–49.

※6　森岡清美・望月嵩共著『新しい家族社会学 四訂版』(1997)，培風館.

※7　Friedman, M., & Rosenman, R. H. (1959) Association of specific overt behavior pattern with blood and cardiovascular findings. Journal of the American Medical Association. 96, 1286－1296.

※8　Rosenman R, Friedman M, Straus R. et. al. (1970) Coronary heart disease in the Western Collaborative Group Study: a follow-up experience of 4.5 years. Journal of Chronic Diseases. 23(3).173–190.

※9　瀬戸 正弘・長谷川 尚子・坂野 雄二・上里　一郎　「日本的タイプＡ行動評定 尺度(CTS)」開発の試み カウンセリング研究 30 (3), 199-206, 1997-10.

※10　Temoshok, L. & Dreher, H. (1992) THE TYPE C CONNECTION : The Behavioral Links to Cancer and Your Health. L テモショック・H ドレイア 岩坂 彰・本郷豊子(訳) 1997 がん性格─タイプ C 症候群 創元社.

第13章 発達（6）各発達段階 老年期

心理学のみならず，医学の面からも老化（加齢）現象をしっかりと扱いだした歴史は実はまだ浅い。これは世界的に平均寿命の上昇など高齢化が進み，人口に占める高齢者の割合が多くなってきたため必要に迫られた側面がある。実際，研究が進み多くの知見が得られてきてはいるが，高齢化の速度に追い付いているとは言い難い。その中で，一般的には勘違いされている点も含め，高齢者の特徴を学んでいく。

第13章のポイント

- 老化・加齢・aging
- パフォーマンスとコンピテンス
- 流動性知能と結晶性知能
- 老性自覚

1．老年期の現状

（1）aging

学問の領域で，下降も発達に入れて，テーマとして扱う領域を老年学（Gerontology）という。これは世界的レベルで老年人口が上昇したため，盛んになってきた経緯がある。非常に研究は進んでいるが，高齢化のスピードに追い付けていない実態もある。その理由に，本格的なスタートが遅かったことがあげられる。例えば，1951年に開催された第2回国際老年学会（IAGG）のテーマが「**What is aging？**」であった。aging は**老化・加齢・エイジング**と日本語での表現はさまざまだが，下降自体を本格的にトピック

表13－1　aging の定義

①すべての組織，器官，機能は同時に減退するものではない。
②すべての組織，器官，機能は同じ速度で減退するものではない。
③一般に，aging は極めて緩慢である。
④同一個人内でも老化の兆候のすべては，同じ厳しさで現れるものではない。
⑤個人差が極めて大きい。

にしたのはここがスタートとなる。この第2回国際老年学会で定義された **aging** の定義は**表13－1**のようなものである（**表13－1**）。[※1]

　ここで述べているように，**個人差が極めて大きい**ことから，老年期の基準をどこかで決めないと研究や行政サービスを設定していく上でも困ってしまう。そこで WHO では現在65歳以上を高齢者と定義している。また，65歳以上の人が増えてきたために，65〜74歳を前期高齢者，75歳以上を後期高齢者などと細分化することもある。

　心理学領域においては，「子供の研究こそが発達心理学である」という風潮が長年続いてきた。例えば，1969年開催の第1回ウェストバッグ会議における，ピアジェ学派の研究発表である。このピアジェ学派の1人であるフラヴェル（1970）は，「発達」という語を成人にまで適用することに疑義を表明した。当時のピアジェ学派は勢力が強かったこともあり，心理学領域においても aging や高齢者の特徴や問題を真正面から研究することは遅れていた面がある。

　しかし，平均寿命の急速な上昇や**高齢者人口割合の増加**など必要に迫られた面もあり，研究の充実が図られ，そこから得られた知見を利用した行政サービスや法律の改正も行われている。この章では，老年期の特徴を理解し，取り巻く環境や社会資源についても関心を持ってもらいたい。

（2）高齢者人口の割合

　WHO 版（2022）によると，2019年時点の日本人の平均寿命は，男性が81.49歳，女性が86.94歳となっている。これは，世界平均の男性が約71歳，女性が約76歳と比較するとかなりの長寿であることが分かる。逆に平均寿命の短い国としては，アフリカ大陸南東部のレソトや中央アフリカ共和国などで，平均寿命は約50歳ほどである。平均寿命の長い国でも短い国でも平均寿

命は延びてきており，その理由としては

①**乳幼児の死亡率が減少していること。**

②**高齢者の死亡率が減少していること。**

以上の2点が大きい。平均寿命の短い国では，内乱などの国内情勢やマラリアやエイズといった感染症などの影響も大きく，それと同時に医療資源の貧困さも相まってそのような状態になっている。

65歳以上の人を老年期として扱うが，日本においては2021年9月時点の65歳以上の人口は3,640万人で，総人口に占める割合は29.1%となっている。一方2022年4月時点の15歳未満の子供の人口は1,465万人（同割合11.7%）であり，**日本では子供の倍以上の高齢者がいる**構図になっている（図13−1）。[※2, 3]

この非常に多くなった老年期にある高齢者のうち，100歳以上の人がどれくらいいるのであろうか。日本においては，1963年に初めての全国調査が実施され，この年の100歳以上の人数は153人であった。この100歳以上の人数を調査した背景には，日本においても高齢化が進んできたので，その実態を把握し，高齢者福祉の充実を図ろうという意図がある。**老人福祉法**が成立したのもこの年である。そこから58年が経過した2021年の100歳以上の人数は，86,510人になった。65歳以上の人数や人口に占める割合，また100歳以上の人数については，毎年9月の敬老の日辺りに総務省統計局から発表されるの

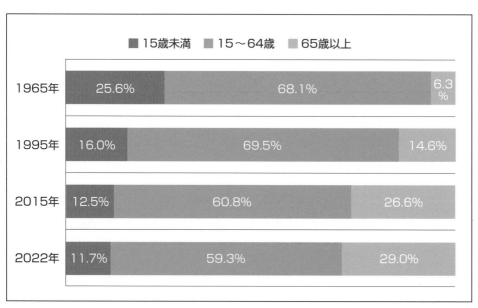

図13−1　年齢3区分別人口割合の推移（2022年は4月1日現在、その他は10月1日現在）
総務省　統計トピックス No.131　我が国のこどもの数 ──「こどもの日」にちなんで ── の図2を編集部で改変

で，データをアップデートしておくようにしよう。

2．身体的変化

　外見の変化としては，髪が白くなり，薄くなる。皮膚がたるみ色艶がなくなる，などが分かりやすい変化である。また，歯が抜け落ちることや表情のはつらつさを失うこと，脊柱が曲がり，活力のある動きがなくなることなども身体的変化となる。

　この中で歯については，**8020運動**という80歳で自身の歯を20本以上残そうという活動が行われている。これは，歯の喪失を防ぐことが咀嚼機能の維持だけでなく，会話などの QOL（Quality of Life：生活の質）を保つために必要であることからきている。[4]

　聴力はよく耳が遠くなると表現されるが，高い音の方（4,000Hz 以上）から聴こえにくくなることが分かっている。

　自律神経系の老化やホルモン分泌の変化，血流の悪化のために，病気にかかりやすくなることも特徴となる。第二次性徴の特徴でもあった性ホルモンの分泌が減少することで，そのバランスが大きく乱れることになる。この現象を**更年期**という。女性では閉経という変化があるために，従来から大きな問題として取り上げられていたが，男性にもホルモン分泌の低下は起こるので，近年は男性の更年期も問題として扱われるようになっている。

3．認知的方面の変化の諸相

　老年期の認知的変化を扱う際に，**パフォーマンス（実際の成績）とコンピテンス（本当の潜在能力）** とを区別して考えることが重要となってくる。もちろんこの区別は，全年代に共通のことではあるが，個人差を含めた能力の差の幅の広さも老年期の特徴であるので，よりその区別が重要となる。

（1）知能
　第12章の「成人期」において，知能の減衰については，その内容によって減衰するものと減衰しないものがあると説明した。そのことを改めて**流動性知能**と**結晶性知能**という専門用語を使用して説明していく。[5]

①**流動性知能（fluid intelligence）** とは，関係を知覚する，推理の意識を保つ，抽象的概念を形成するなどの，情報処理と問題解決の基本的過程に関係しているもので，成人期までは安定しており，老年期に入って減衰すると考えられる。

②**結晶性知能（crystalized intelligence）** とは，特定の文化に特徴的な言語や知識などの内容面に適用されるような認知能力に関係しているもので経験，教育，職業，経歴などによる長期の学習歴の反映であり，成人・老年期を通じて，児童期のようではないにせよ，増加を続け，平衡状態に達すると考えられる。

シャイエらが行った**シアトル縦断研究**によれば，流動性知能の知覚速度は，60歳ころまでは高く維持されているが，その後少しずつ低下し、70歳ころからは顕著な低下を示す。結晶性知能である言語能力は，60歳代まで上昇を続け，その後緩やかに低下し，80歳ころから明確な低下を示す（**図13-2**）。

これまでのことを踏まえた上で，一般的に考えられている認知的変化の留意点を2点あげる。[6]

①**コホート（出生年を同じくする集団）要因**

通常の研究では**横断的研究**（一時点でのデータの収集・分析）が多く，シ

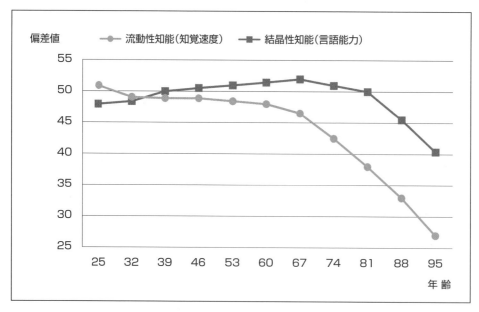

図13-2　シアトル縦断研究による知能と年齢の関係
Schaie（2013）を参考に編集部で作成

アトル縦断研究のような**縦断的研究**（長い期間の追跡調査）を行うと，異なった結果が得られる可能性がある。またフリン効果のように教育期間と知能の関連を指摘した研究もあり，それらの背景の１つである**コホート要因**には留意する必要がある。[7]

②**潜在能力の測定**

　通常のテストの得点は**パフォーマンス**（実際の成績）を測定しており，**コンピテンス**（本当の潜在能力）を測定できていないことに留意する必要がある。

　②の点について，**生涯発達（Life-span development）心理学**の黎明期の研究者の１人である**バルテス**は，さまざまな認知機能に関する実験を行い，高齢者の認知機能の特徴を明らかにした。その１つを紹介する。[8, 9, 10]

　Willis & Baltes（1982）の実験では，減衰すると考えられる３種類の流動性知能「図形関係」・「帰納推理（いろいろな事例から推理する）」・「注意と記憶」の課題を60〜80歳の被験者に訓練した。その結果，得点が向上しただけでなく，すべての技能が，訓練された課題と類似の課題にも転移した。実験の時期と被験者の年齢から，被験者の子供時代に知能検査が開発されたこととなり，単純にこれまであまりやったことがなかった分，元々の成績が悪く，訓練によって出来るようになったことも考えられるが，多くの高齢者は，**パフォーマンス**の得点が示すよりも，**コンピテンス**はもっと有能であることを示唆している。[11]

（２）記憶

　記憶についてのメカニズムなどは第７章「記憶」を参考にしてほしいが，記憶には①符号化・記銘，②保持・貯蔵，③検索・想起の３つのプロセスからなっていることを説明した。この３つのプロセスの中で，高齢者は**符号化・記銘**（情報を覚える）と**検索・想起**（情報を取り出す）に問題が生じると考えられる。

　符号化・記銘に関しては，視覚や聴覚といった感覚器官の衰えにより，取り入れる情報の質や量の低下が起こることがあげられる。第７章で説明した通り，最初に感覚記憶として保存された情報の中の，必要な情報を短期記憶や長期記憶に残していくわけで，感覚記憶の状態が悪いと，その後の処理もうまく行かないと考えられる。この現象によるダメージを少しでも減少させ

るために，第12章で取り上げた**2次的老化**（病気や身体的酷使などによる老化）の影響を減らしていく必要がある。

　また，保存する情報をうまく長期記憶に入れるためのリハーサルをしたり，体制化したりするストラテジー（方略）が若年者ほどうまく行えない。これらのことから**符号化・記銘**に問題があると考えられる。

　検索・想起に関しては，手掛かりがないか，部分的な手掛かりしかない場合（**再生**），高齢者の成績は若年者より悪くなる。一方，目の前にそれがあり，前に見聞したかどうかを問う（**再認**）と，若年の人と成績はあまり変わらない。よって**検索・想起**にも問題があるといえる。

　情報の**保持・貯蔵**については，脳にトラブルを抱えない限り大きな変化はないと考えられている。

　ここで，第7章の「記憶」の所で触れた，後期高齢者対象の運転免許更新に関する内容を詳しく説明する。

　2022年5月に施行された改正道路交通法の認知機能検査は，**手がかり再生**という一定のイラストを記憶する検査と**時間の見当識**という年月日，曜日および時間を回答する検査の2種類を行う。また認知症に関する医師の診断書を提出することで認知機能検査に代えることもできる。検査で問題がなければ，次の高齢者講習を受けることができる。検査で「認知症のおそれがある」という判定が出た場合には，臨時適性検査又は診断書提出命令により医師の診断を受けることになり，認知症であると診断された場合は，聴聞等の手続を経た上で免許の取消し又は効力の停止を受けることとなる。[12]

　このような検査が行われるようになった背景には，高齢者が増加したことによる交通事故の増加といった側面だけでなく，高齢者の認知機能がどのようなものなのかの知見が積み重なってきたことも併せて理解しておくと良い。

4．老性自覚

　老性自覚とは文字通り**年を取ったことを自覚すること**である（橘，1971）。どのような変化によって自覚するかをまとめた（**表13-2**）。[13]

　これら**老性自覚**は，当人にとって1つのショックになることも多い。その場合に起こる否定的な反応としては，積極性の喪失，未来に対する悲観的な

表13-2　さまざまな老性自覚に関わる変化

①**身体的変化**：髪が白くなる．皺（しわ）が多くなるなどが相当する。

②**心的変化**：何となく気力がなくなった。物事がおっくうになる。心的反応が鈍くなるなどが相当する。

③**他者評価の変化**：高齢者を取り巻く他者の評価の変化で，「おじいちゃん」と言われたり，電車の中で席を譲られたなどが相当する。

④**家族的変化**：子供の成長・独立，孫の誕生，配偶者との死別などが相当する。特に配偶者との死別は大きなストレスとなる。

⑤**職業的変化**：定年退職などが相当する。

時間展望，死への恐れに結び付くことがあげられる。

　例えば**家族的変化**にある「配偶者との死別」だが，ライフイベントにおけるストレスを点数化したホームズとレイの**社会的再適応評価尺度**においては，最も高い100点という点数が付けられている（基準点は結婚の50点）。そのため配偶者を亡くした人への心理的サポートを行う**グリーフケア**はとても重要なものとなる。[※14]

　また，男性の場合，定年退職が65歳で，平均寿命を80歳とすると，15年もの長い年月を否定的な時間展望で過ごすこととなり，老年期の男性の自殺のリスク要因ともなりうる。

5．死の問題

　死の問題を心理学的に扱うとすれば，**キューブラー・ロス（Kubler-Ross）**（1969，1975）の研究がスタートになると思われる。[※15]

　キューブラー・ロスは，終末期にある病人の病床に数百時間ははべり，心理的な体験のステップを明らかにした。そのステップは次のようなものである（**表13-3**）。

表13-3　キューブラー・ロスの終末期の心理的体験のステップ

①死の否定「こんなことがあろうはずがない，何かの間違いだ」
②怒り「なぜ私がこうなるのだ，不当なことだ」
③契約「神様，もし生かして下さるなら，あなたにすべてを捧げます」
④うつ状態「自分はすべてのもの，いとおしい者すべてを失っている」
⑤受容「死は不可避だ，終末が近づいている」

　終末期の人がすべてこの心理的体験のステップを踏むとは限らないなど，この研究には，いろいろな批判と誤用もある。しかし，この研究のおかげで，死というテーマに目が向くようになり，心理学のトピックになったことは大きなことである。また，当時はまだ日陰の存在であった**ホスピスを中心とした運動**に携わる人に支持が与えられるきっかけにもなっている。

　これまで老衰と死がまともに取り上げられなかった理由の1つには教育の場で老化が取り上げられなかったことが大きく関わっていると思われる。

　慶應義塾大学と東京都健康長寿医療センター研究所が行った**東京百寿者研究**や下仲・中里（1999）が行った70歳から85歳までの人格の縦断的研究など，後期高齢者の特徴の研究も進んでいる。これらの研究では，長寿には身体的な側面はもちろんのこと，パーソナリティや社会性なども関わってくることが指摘されており，精神的な柔軟性があり，社会的関係の構築ができることが重要であることを示唆している。[16]

　老年期における生きがいとは，趣味や道楽を伸ばしていくものではなく，社会的及び家庭的役割を果たしてもらうことを指す。これを WHO では**アクティブ・エイジング**と呼んでいる。

　加齢予防という観点だけでなく，どのような**アクティブ・エイジング**を行っていくのかを国や個人，それぞれが真剣に考えていかなければならない時代に入っていることも各自が認識しておくようにしよう。

先生！認知機能の変化による自動車運転免許更新について説明がありましたが，他にも老化現象によって実生活で起こりうる危険って何かありますか？

そうだね。意外かもしれないけれど，台所にも危険な要素が潜んでいるよ。

え！どういうことですか？

それはね，コンロの火が見えにくくなるということが起きてくるんだ。人間の色覚は，目の錐体細胞で行われているが，赤錐体・緑錐体・青錐体の3種類あるんだ。[17]加齢によって，すべての細胞が減少していくんだけど，高齢者の色彩視覚の特徴として，水晶体の色が経年で黄色みを増し，高齢になると茶褐色に濁ってきてしまう。黄色味がかった水晶体は波長の短い青い光を多く吸収するために青系の識別力が低下してしまう。それによってガスコンロの青い炎が見えづらくなってしまう。では，青い炎が見えにくくなって何が起きるのかというと，自分では炎との距離を適切に取っているつもりでも，炎の先端が見えないことで，ガスコンロなどの炎が衣服に燃え移る着衣着火が起きてしまうんだ（図13-1）。

消防庁のデータを消費者庁がまとめたものによると，平成27年から令和2年までの6年間に火災により6,944人の方が亡くなっていて（放火自殺者等を除く），そのうち，着衣着火により亡くなった方は572人（約8%）で，そのうち8割以上が65歳以上の高齢者（493人）という実態がある。[18, 19]

高齢者の単身世帯が増えていくこれからの日本では，この点の注意喚起も重要になってくるね。

そんなことともつながってくるんですね！病院でも高齢者の方が増えているので，看護師になって仕事をするようになったら，重要な情報として伝えていきたいと思います！

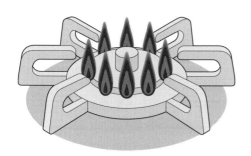

20歳ごろの炎の見えかた
青い炎が綺麗に見えている

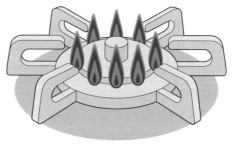

40歳ごろの炎の見えかた
青い炎が少し薄く見える

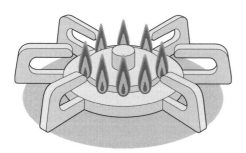

60歳ごろの炎の見えかた
40歳のころよりさらに青が薄くなる

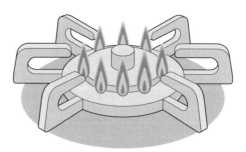

80歳ごろの炎の見えかた
全体に青の炎が見えにくくなる

図13−3　ガスコンロの炎の見え方の違いシミュレーション
「中京眼科　色覚研究所　色覚相談室　後天色覚異常とは」の写真を参考に編集部で作成[20]

参考・引用文献

※1　INTERNATIONAL ASSOCIATION OF GERONTOLOGY & GERIATRICS 2nd. World congress.

※2　総務省統計局　我が国のこどもの数 -「こどもの日」にちなんで-「人口推計」から　https://www.stat.go.jp/ data/jinsui/topics/topi1310.html　2022年6月17日検索

※3　総務省統計局　統計からみた我が国の高齢者－「敬老の日」にちなんで－ https://www.stat.go.jp/data/topics/topi1290.html　2022年6月17日検索

※4　日本歯科医師会ホームページ　8020運動 https://www.jda.or.jp/enlightenment/8020/index.html　2022年6月17日検索

※5　Horn, J. L., & Cattell, R. B.（1967）. Age differences in fluid andcrystallized intelligence. Acta Psychologica, 26, 107-129.

※6　Schaie, K.W.（2013）. Developmental influences on adultintelligence: The Seattle Longitudinal Study（2nd ed.）. New York:Oxford University Press.

※7　Flynn, J. R. (2009). Requiem for nutrition as the cause of IQ gains: Raven's gains in Britain 1938-2008. Economics and Human Biology 7 (1): 18-27.

※8　Baltes, P. B. (1992) Wisdom and successful aging. Psychology and aging. University of Nebraska press.

※9　Flavell, J, H. (1970) Cognitive Changes in Adulthood. In Goulet, L. R. & Baltes, P. B. (eds). Life-Span Developmental Psychology. Research and Theory. 247-253. Academic Press.

※10　村田 孝次（1989）　生涯発達心理学の課題　培風館

※11　Willis, S, L. Cornelius, S. W. Blow, F, C. Baltes, P, B (1982). Training research in aging: Attentional processes. Journal of Educational Psychology, 75(2), 257-270.

※12　警視庁ホームページ　認知機能検査について https://www.npa.go.jp/policies/application/license_renewal/ninchi.html　2022年6月17日検索

※13　橘覚勝（1971）　『老年学：その問題と考察』　誠信書房

※14　Holmes. TH, Rahe RH. (1967) The Social readjustment rating scale, J Psychosom Res, (11) 213-218.

※15　Kübler-Ross, E. Death, The Final Stage of Growth. (1974) 鈴木晶（訳）　続 死ぬ瞬間　死、それは成長の 最終段階　読売新聞社

※16　下仲順子・中里克治(1999)老年期における人格の縦断研究―人格の安定性と変化及び生存との関係につい て―　教育心理学研究, 47, 293-304

※17　参天製薬ホームページ　後天色覚異常 https://www.santen.co.jp/ja/healthcare/eye/library/color_deficiency/index4.jsp　2022年6月17日検索

※18　総務省消防住宅防火情報 https://www.fdma.go.jp/relocation/html/life/yobou_contents/info/　2022年6月17日検索

※19　消費者庁　着衣着火に御用心! 毎年約100人の方が亡くなっています! ―火に近づき過ぎない! 火力の調節、 適切な服装で事故予防― https://www.caa.go.jp/notice/entry/026662/　2022年6月17日検索

※20　中京眼科　色覚研究所　色覚相談室　後天色覚異常とは http://www.shikikaku.jp/kouten.html　2022年6月17日検索

　※　小林和正（1967）　出土人骨による日本縄文時代人の寿命の推定　人口問題研究（102）

第14章 人間の欲求と動機

人間の行動の原動力となっているエネルギーについて，心理学的観点から学ぶ。特に看護においては「マズローの欲求階層説」に関する出題が頻発することもあり，しっかりと理解していくことが国家試験対策になるだけでなく，患者に対する援助においても大切である。

第14章のポイント

● マズローの欲求階層説
● 外発的動機と内発的動機
● 欲求不満（フラストレーション）
● 葛藤（コンフリクト）
● 適応機制

1．人間の欲求と動機

人間の行動の原動力となっている内的エネルギーを表す概念としては，欲望，欲動，願望，本能，衝動，欲求，動因，動機，意図，意欲，興味などがある。従来，ある行動を引き起こすのは本能と考えられていたものの，本能というと先天的，固定的な印象が強すぎ，かつ遺伝的な面を強調し過ぎる面がある。そこで，本能の代わりに欲求（要求）という語が使われることが多くなっている（**表14-1**）。

表14－1　欲求・動機のメカニズム

○行動の原動力となっている内的状態
　⇒**欲求，要求（need），動機（motive），動因（drive）**

○それに起因して，行動が一定の方向へ導かれて行く一連の過程や作用
　⇒**動機づけ（motivation）**

○行動を引き起こすきっかけとなり，方向づける外的刺激
　⇒**目標（goal），誘因（incentive）**

○**その目標へ接近させたり，回避させたりする対象の性質**
　⇒**誘意（発）性（valence）**
　⇒その誘意（発）性の強さは欲求，動機の強さと関係があり，＋も－もある。

2．欲求と動機の理論

（1）時実利彦（ときざね　としひこ）[1]

　時実は，脳の機能を大きく3つの領域にわけて，それぞれの機能から人間の欲求を説明した（**表14－2**）。

表14－2　時実の脳の3層構造

・**脳幹**⇒「ただ単に」生きて行くための**命の座**

・**辺縁皮質**⇒「たくましく」生きて行くための**本能と情動の座**

・**新皮質**⇒「うまく」「よく」生きて行くための**人間性の座**

　このうち**命の座**と**本能と情動の座**は生理的動機，一次的動機，生得的である。例えば，飢え，渇き，性などを指す。もちろん人間は生理的動機のみに生きているわけではない。社会の中で人と人の関わりを通じて「うまく」「よく」生きて行くことを求める心理社会的欲求は人間特有の特性であり，達成，地位，親和などとなって社会で使われている。

（2）マズロー．A の欲求階層説（1984）[2]

　マズローの欲求階層説は，人間の心には多くの動機が群れをなし，有機関連的な層次的構造を作って働いているとする考え方である（**図14－1**）。

①**生理的欲求**⇒人間の欲求の中で最も強い力を持っている。飲食，睡眠，排泄など生命維持に直結するために，まず満たされなければならない欲求である。

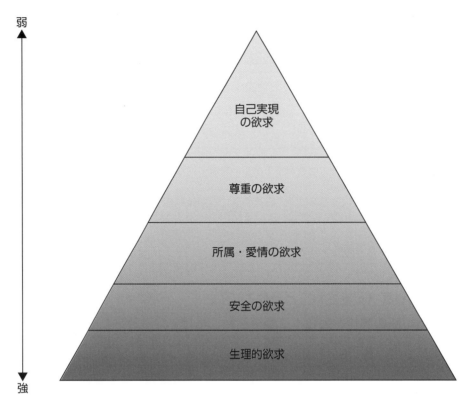

弱

自己実現
の欲求

尊重の欲求

所属・愛情の欲求

安全の欲求

生理的欲求

強

図14-1　マズローの欲求階層説

②**安全の欲求**⇒生理的欲求が一応満たされると生じる。戦争，病気，社会の混乱など，直接的（身体的）あるいは間接的（心理的）に与えられる危機から逃れ，安全に保とうとする欲求のこと。

③**所属・愛情の欲求**⇒下部の欲求がある程度満たされると生じる。みんなと一緒に行動したい，よい病院に就職したい，愛情や友情を分かち合える仲間が欲しい，といった欲求のこと。人間的な欲求であり，これが欠如するとホスピタリズムや精神障害，非社会的・反社会的行動につながることもあるとされる。

④**尊重（そんちょう）の欲求**⇒集団に所属して満足した人間は，今度はその中で認められたい，高い評価を，ひいては地位，名声，名誉を得たいという欲求が出てくる。

⑤**自己実現の欲求**⇒すべての欲求が満たされると生じる。自己実現とは，人が自分の潜在的（せんざいてき）な可能性や能力を最大限に開発，発揮して，人間的に成長したい，みずからの個性を生かして創造的に価値を実現し，充実感や生き

がいを感じたいと思う欲求のこと。

このマズローの欲求階層説の特徴をまとめると次のようになる。
①　低次の欲求は，高次の欲求より強く，その満足は優先される。
②　満たされた欲求は一時的に意識から消え，活動を停止する。
③　低次欲求がある程度満たされると，それより高次の欲求が生じ，最高の段階では，価値や文化にまで昇華される。
④　自己実規を可能にする欲求動機は，欠乏動機と同様，生来的に人間性に含まれている。

　看護師国家試験においては，毎年のように出題されるので，絶対に覚えておかないといけない理論になる。
　これは，看護師の業務は，**療養上の世話**であると**保健師助産師看護師法**に記載されていることに由来する。[※3]**療養上の世話**とは，患者の症状についての観察や食事の世話，身体の清拭，排泄の介助，入浴の介助，健康や生活全般にわたる見守りや助言・サポートなどの日常生活の援助があてはまる。また，患者の家族への心理的援助もこれに含まれることもある。患者の病気の状態を含め，常に欲求は変化している。それをしっかりと見極めたうえで，その時の欲求に合わせた看護ができるようにというコンセプトにぴたりとあてはまる理論である。

（3）外発的動機と内発的動機
　外発的動機とは，食物・名声・金銭などさまざまな魅力的な品物，賞，地位や名誉あるいは社会的承認というような外的報酬の獲得を目指した欲求のことをいう。一方，**内発的動機**とは何らの外的報酬も伴わない行動に，喜びを表すものである。
　いわゆる "やる気" は，脳内の**線条体**と呼ばれる依存や快楽に関連した部位が関与していることが分かっている。この線条体の活動に関する知見からは，**報酬は与え続けないと効果がない**ことが指摘されている。常に報酬の獲得を目指して頑張っていくことを**エンハンシング効果**と呼ぶ。つまり，"褒める" ことで "やる気" が上がることを報酬と捉え，常に褒めてもらい続けないといけなくなる。それを "自分の意思でやっている" という感覚を持つ

ことが本当の"やる気"になる。本人が自分の意志でやっている**内発的動機**の状態にあるにも関わらず，報酬を与え続けると"やる気"は低下してしまうことがある。このことを**アンダーマイニング（過剰正当化評価）**と呼ぶ。

つまり，行動を起こすきっかけとしては報酬を与える外発的動機は有効であるが，その行動を自身で継続するためには内発的動機の状態が必要である。

3．欲求不満（フラストレーション）

欲求から発した動機がいつも誘因に到達できるわけではない。欲求が制限されたり，抑圧されたり，待機させられることのほうが多い。このときに生じる不快な緊張状態のことを**欲求不満（フラストレーション）**という。

（1）欲求不満の原因

内的欲求阻止（自分自身に関するもの）

①**欠陥**⇒個人の持っている心身の条件に欠陥がある場合。生まれつきの虚弱体質などが相当する。

②**損傷**⇒個人の持っている心身の条件が損傷されてしまった場合。交通事故による大怪我，病気により登校できないなどが相当する。

③**抑制**⇒欲求・動機の満足を自分から禁止する場合。性的な欲求に道徳的なブレーキをかける，失敗の不安や他人から笑われないかという恐れによって行動を控えるなどが相当する。

外的欲求阻止（環境によるもの）

①**欠乏**⇒目標となる誘因が環境内に存在しない場合。おなかが減ったが食べ物がない，恋人が欲しいが相手がいないなどが相当する。

②**喪失**⇒今まで満たされていた欲求・動機が不満状態になること。失恋，親友の転校などが相当する。

③**社会的障壁**⇒社会的慣習によって欲求・動機が妨害される場合。校則によって服装や髪型が制限されるなどが相当する。

（2）欲求不満の情動

欲求不満は不快な緊張状態であり，不快に属する怒り，敵意，嫉妬，恐

れ，不安，劣等感（れっとうかん）などの情動が生じる。そして，これらの情動は個人を内部から動かすことになり，その情動の暴発に耐える必要が出てくる。この耐える力のことをローゼンワイツは**欲求不満耐性**と呼んだ。この欲求不満耐性は，経験の割合が大きいがどの程度が適当かは個人による。一般には，それまでに経験したことには耐えられ，その強さを少しずつ強くしていくと考えられている。つまり，まったく耐えることをしないと，欲求不満耐性は上がって行かず，いつまでも耐性が低いままになってしまうことを意味する。第10章「幼児期」の第一次反抗期の説明の際に，我慢することもセットで身につけるほうが良いとしたのはこのこととも関係している。

4．葛藤（コンフリクト）

日常，２つ以上の欲求・動機のあいだに挟まれ，どちらか一方を選択しなければならない状況に陥ったとき，その選択に困惑する状態を**葛藤**という。葛藤には４つのパターンがある。

（1）接近－接近葛藤

２つ以上の目標がすべて正（＋）の誘意性を持ち，その中から選択をしなければならない場合のこと。１日休みがあり，ドライブにも行きたいし，買い物にも行きたいなどはこれに当てはまる。実際は同程度の価値を持っていることは少ないので不適応は少ない。しかし「やっぱりあっちをしとけばよかったかな。」というような後悔は生じる。

（2）回避－回避葛藤

２つ以上の目標が全て負（－）の誘意性を持ち，その中から選択をしなければならない場合のこと。昔のことわざでいう「前門の虎，後門の狼」の状態を指す。これも同程度の価値を持っていることは少ないのでマイナスの少ない方を選択することが多い。または，場面逃避してどちらも選ばないこともありうる。

（3）接近－回避葛藤

１つの目標に正負の誘意性が同時に存在する場合や，正の目標と負の目標

が存在する場合のこと。「フグは食いたし，命は惜しし」や「ケーキは食べたいが太るのは嫌だ」などが相当する。プラスの面があるので，場面逃避による解決が図れないために不適応を起こすことが多い。

（4）二重の接近－回避葛藤

接近－回避葛藤がダブルで存在する場合のこと。「こちらは性能が良いが高い，もう1つは安いが性能が良くない」といった買い物をするときなどに遭遇することが多い。

5．適応機制

欲求の阻害や葛藤で生じた緊張状態を解消して，人間と環境のバランスを取ろうとする働きのことを**適応機制**という。この適応機制にはさまざまなものがあり，分類もいろいろなものがある。本書では，どのようなパターンでバランスを取ろうとしているかによって分類する。

（1）攻撃機制

攻撃機制とは，自分の前に立ちはだかった問題に対し，直接的な行動に出ようとするもの。これは，シンプルで分かりやすいものではあるが，その行動によって新たな緊張を生んだりする。「解決にならない解決の努力」とも呼ばれる。

（2）防衛機制

防衛機制とは，自我を防衛するために，個人の自尊心を保ち，過度の不安から守るために積極的な働きかけをする機制のこと。日常生活において最も多く使われるものでもある。その中のパターンを紹介する。

①**代償**⇒本来の目標が獲得しにくい場合，容易に到達できるほかの目標に転換し，それを獲得することによって満足しようとするもの。カタログショッピングなどが相当する。

②**昇華**⇒代償のうち，代わりとなる目標が社会的に認められている場合。例えば，対人的な敵愾心をスポーツに置き換えるなどが当てはまる。

③**合理化**⇒自分の失敗や欠点をそのまま認めることをやめ，何らかの口実や

社会的に承認されそうな理由をつけて，自分の行動や立場を正当化しようとすること。イソップ物語の「酸っぱいブドウ」の理論とその逆の「甘いレモン」の理論はこれに相当する。

④同一視（化）⇒自分の欲求が満たされないときに，心理的に自分に近い他人の成功をあたかも自分の成功のように感じ，それによって願望を満足させること。映画の主人公に自分の気分を重ねるなどがこれに相当する。名作と呼ばれる映画が，演者や時代背景を変えてリニューアルされるのは，このことが関係している。

⑤投射⇒自分のもっている望ましくない特質を他人の行動の中に誇大して発見して，自分の不安を取り除こうとするもの。不正直な人が他人のごまかしをことさら暴き立てるなどが相当する。

⑥補償⇒アドラー．Ａが提唱。精神的，肉体的に自分の力が劣っていると感じ，そのために失敗感や欲求が満足されないような場合，それを補ったり，埋め合わせしたりしようとする行動のこと。例えば体の弱い人が頑張ってスポーツ選手になる，吃音を克服して雄弁家になるなどがあてはまる。[※4]

（3）逃避機制

逃避機制とは，欲求不満の事態から逃れて自分を守ろうとする機制のこと。いくつかのパターンを紹介する。

①退避⇒困難な状態との接触を避けたり困難な場面から逃げたりすること。子供が怒られたときに無口になるなどがあてはまる。

②**現実への逃避**⇒困難に満ちた問題に直面するのを避けて，関係のないほかの活動に専心すること。試験前などに勉強をしないで部屋の掃除とかを始めてしまう場合などは，この状態である。

③**病気への逃避**⇒病気になることによって困難な状態から逃避すること。意識的な仮病ではなく，心身症的症状を示す。以前ヒステリー性失声と表現されていた，解離性障害などが相当する。

④**空想への逃避**⇒現実では得られそうもない美貌，性，財産，学業優秀などの欲求を空想の中で満たすもの。白日夢などはこれにあてはまる。

⑤**退行**⇒過去への逃避とも呼ばれる。現実に直面している問題を避け，楽しかった過去に生きようとするもの。弟や妹が生まれると，赤ん坊のような

振る舞いをするなどが相当する。

⑥**拒否**⇒攻撃と逃避の混合のパターン。自分に苦痛を与えるような事実を認識しようとはせずに，あたかもそれが存在しないかのように振る舞うこと。愛児が事故で死んだあと，その死を認めたがらず，いつもと同じように食事を作ったりすること。これは問題を認識していないので解決の方向に向かわないという難しさが出てくる。

（4）抑圧機制

抑圧機制とは，社会的に承認されないような欲求や観念を，意識のしたに沈殿させてしまう機制のこと。これは，欲求を抑圧させても現実に消失したわけではなく，問題の解決にはならず，強い不安を生み出す原因のもとになることもある。これが表面化したものに**反動形成**がある。反動形成とは，発現するのが社会的に好ましくない結果を生ずる時，その衝動を抑圧し，それと反対の内容の行動を無意識的・過剰に起こすことをいう。例えば，けちな人が人前では気前のよいことを言うなどがある。

このように，人間の欲求や動機にはさまざまなものがあり，それが満たされないと**欲求不満**や複数の欲求がぶつかり合う**葛藤**などが起こる。そしてその状態を何とかしようとする働きとして**適応機制**がある，という流れを含めた理解が重要である。

参考・引用文献

※1　時実利彦（1962）『脳の話』岩波新書.
※2　Maslow, A. (1943) A Theory of Human Motivation (originally published in Psychological Review, 50, 370-396. Available online.
※3　厚生労働省HP 保健師助産師看護師法
　　　https://www.mhlw.go.jp/web/t_doc?dataId=80078000&dataType=0&pageNo=1　2022年6月21日検索
※4　アドラー, A. (著), 安田一郎 (訳) （1984）器官劣等性の研究　金剛出版.
※5　下山晴彦 （2009）よくわかる臨床心理学（やわらかアカデミズム・わかるシリーズ）ミネルヴァ書房.

なかなか勉強のやる気が出ないんですけど，自分にご褒美の甘いものでなんとかしようとするのは，よくないってことですか？

なにかの行動を起こすきっかけとしてのご褒美は効果がありますよ。あまりよくないのは，そのご褒美をもらうことが目的となってしまって，本来やろうとしていた勉強そのものへエネルギーが向かなくなってしまうことだね。勉強が面白いと感じるようになって，頻繁に甘いものをご褒美として食べていたら，ご褒美の効果も薄くなってしまうし，太るし，体に悪いよ！（笑）前期が終わったとか，試験期間が終了したとか，大きな区切りでのご褒美なら，気分的にも切り替えができるし，よりおいしく食べることができね。

確かに太りたくはないです。ご褒美の甘いものをおいしく食べるためにもいろいろと勉強方法を考えながら取り組んでいこうと思います！

第15章 コミュニケーション

　人間はさまざまな手段を使ってほかの人や集団との情報交換・共有を行っている。その情報交換であるコミュニケーションとはどのようなものがあるのか，どのような効果があるのかを理解し，生活や仕事の中で役立てていけるようにすることを目的とする。

第15章のポイント

- ● ノンバーバル(非言語的)コミュニケーション
- ● バーバル(言語的)コミュニケーション
- ● 開かれた質問と閉ざされた質問
- ● 傾聴(けいちょう)

1．コミュニケーション

　コミュニケーションとは，**「ある心理状態にある人が，他者に情報を伝達すること」**である。

(1) コミュニケーションの意義

　ではなぜ情報伝達をするのか？いくつかの理由がある。さまざまな観点からのまとめがあるが，分かりやすいのは以下の3点であろう。

① 自己の認知や感情を表出することで基本的欲求を充足させる。簡単に言えば，何かを伝えたいというエネルギーを放出することでスッキリするということ。

② 特定の他者との間に同じ心理状態を共有する。これを**「閉じた回路」**と

いい，親しい関係を形成し維持することにつながる。

③　自己の社会的妥当性を高めることで，より良い自分であるためにより多くの情報を獲得し，他者との情報や態度の食い違いを解消する。

（2）コミュニケーションの構成因

普段意識せずに使用しているコミュニケーションにはどのような要因があるのかを分かりやすくまとめる。

①　**送り手の要因**：メッセージを特定のチャンネルに記号化するときの能力に関係するもの。性別，年齢，パーソナリティ，職業，地位などが当てはまる。

②　**メッセージの要因**：意味内容，文脈など。

③　**媒体とチャンネルの要因**：媒体やチャンネルにはそれぞれ伝達特性がある。音声，身体，環境など最も効果的なものを使用することができるか。

④　**受け手の要因**：記号化されたメッセージの読解能力の問題のこと。送り手の意図が受け取られるかどうかに関係する。

⑤　**送り手と受け手の関係の要因**：親和的か敵対的か中立的かなど両者の関係の問題のこと。親しいほど次のノンバーバル（非言語的）チャンネルが多くなる。

⑥　**状況要因**：両者の置かれた状況（対面場面か非対面場面か）のこと。メッセージの内容，媒体やチャンネルの使用可能性を決めることにつながる。

2．コミュニケーションの種類

コミュニケーションの種類は大きく分けると2種類に分類される。1つは**バーバル（言語的）コミュニケーション**であり，もう1つは**ノンバーバル（非言語的）コミュニケーション**である。

この2つのうち感情に関する情報伝達力が高いのは**ノンバーバル（非言語的）コミュニケーション**である。そこでノンバーバル（非言語的）コミュニケーションから説明していく。

（1）ノンバーバル（非言語的）コミュニケーションの種類

① **身体動作**：しぐさ，ジェスチャー，表情，目の動き，姿勢など。目は重要なのでのちほど1つのテーマで扱う。

② **身体特徴**：身長，体重，体型，体臭，口臭，皮膚の色，髪型など。

③ **接触行動**：撫でる，打つ，叩く，握手，抱く，押す，引っ張るなど。

④ **疑似言語**：声量，ピッチ，スピード，声質，発音，明瞭性，口ごもりなど。

⑤ **距離**：パーソナルスペース，対人距離など。

⑥ **人工品**：服装，香水，メガネ，化粧，靴，腕時計など。

⑦ **環境要因**：音楽（BGM），建築様式，インテリア，照明，温度など。

（2）ノンバーバル（非言語的）コミュニケーションの機能

① **対人態度の伝達**：好き―嫌い，優れた―劣ったなどの対人態度。

　　　　　　　　→表情，声の調子，姿勢などで伝達される。

② **感情の表出**：怒り，不安，喜び，恐怖，軽蔑などの感情状態が表出される。

③ **会話の統制**：視線，表情，うなずき，姿勢など。

　　　　　　　　→急がせたり，発言交代を要求したり，相手の発言に同意したりする。

④ **儀式**：冠婚葬祭が典型的。

⑤ **自己呈示**：話し方，身振り，視線，服装など

　　　　　　　　→その人の職業，所属集団，地位などを呈示

（3）ノンバーバル（非言語的）コミュニケーションの感情伝達力

　メラビアン，A（1972）[1]の研究では，表情をやわらげて「嫌い」と言ったり，表情を硬くして「好き」と言ったりするなどの表情（F），声（V），内容（C）の3つの要因を人工的に操作しその効果を測定した。

○結果　　対人態度＝0.55F＋0.38V＋0.07C

となり，感情伝達力が最も強いのは表情であり，内容が最も低い結果となった。この結果は，「矛盾した情報を与えられた人は何を優先して相手の感情や態度を判断するのか」という状況においては，「表情」などの見た目を判断材料にするというのが本来の解釈である。

　もう1つ**カシオッポ，J.I.　＆　ペティ，R.E.**（1981）[※2] の研究を紹介する。ポジティブな態度を表出する時には頬骨筋という頬の筋肉活動が活性化し，ネガティブな態度を表出する時には皺眉筋という眉毛の間の筋肉活動が活性化するというものである（**図15－1**）。

　新型コロナ禍においては，医療従事者などの衛生面に気を遣う職種の人だけでなく，一般の人もマスクを着用している。マスクは，上は鼻から下は顎を隠すように装着するのが正しい装着方法である。**メラビアン，A**（1972）の研究と**カシオッポ，J.I.　＆　ペティ，R.E.**（1981）の研究を踏まえると，マスク装着の状態では，「**ポジティブな態度は伝達しにくく，ネガティブな態度は伝達されやすい**」こととなる。

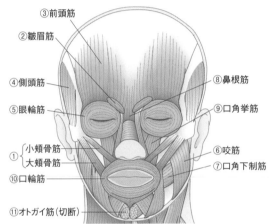

③前頭筋
②皺眉筋
④側頭筋
⑤眼輪筋
⑧鼻根筋
⑨口角挙筋
①小頬骨筋
①大頬骨筋
⑩口輪筋
⑥咬筋
⑦口角下制筋
⑪オトガイ筋（切断）

①頬骨筋：口角を引き上げる。
②皺眉筋：眉間に縦の皺を作る。
③前頭筋：額に皺を寄せる。
④側頭筋：下あごを動かす。
⑤眼輪筋：目を閉じる筋。
⑥咬筋：ものをかむときにはたらく。
⑦口角下制筋：上唇と口角を下にひく。
⑧鼻根筋：眉間に横の皺を作る。
⑨口角挙筋：口角を引き上げる。
⑩口輪筋：くちびるを閉じ合わせる。
⑪オトガイ筋：あごに梅干しのような皺を作る。

図15－1　頭部の筋

　また，現代のコミュニケーションツールとして必須となったSNSやメールなどの**電子コミュニケーション**（このあと詳しく）では，この感情伝達力が弱い内容（C）のみなのでうまく伝わらず，トラブルの原因になったりする。すでに知っている人とならばニュアンスや行間を読むことによって読めない部分を汲み取ることもできるが，全く面識がない人とではそれができない。そこでその弱さを補うために，顔文字(*^^)vとか絵文字を使ったり，アバターと呼ばれる架空のキャラクターを設定したりすることになる。この辺りは理論的な面は分からなくても，実生活の中での顔の表情の重要性を認識していることの表れだろう。

（4）アイ・コンタクト

「目は口ほどにものをいう」という言葉があるが，実際目はいろいろな情報を伝達する。人間はお互いに目が合った瞬間から相互関係が始まることにある。

アメリカのコミュニケーションの教科書では，「1m位の近くから見つめられた時（ゲイジング），ニコッと笑みを浮かべて挨拶をする」とある。ただしこれを日本人にすると困った顔，ムッとした表情で目をそらすか，怒った顔でにらみ返されることが多い。つまりコミュニケーションの始め方には文化差がある。

通常の**アイ・コンタクト**は1秒〜せいぜい数秒で終わる。それ以上の長いアイ・コンタクトは，心理的に重要な意味があるので，本当に伝えたいことがある時に使用する。例えば好意的な感情を持つ相手には時間も長く回数も多い。この時には瞳孔が散大しており，いわゆる「お目目キラキラ」状態となる。一方，敵意を持つような相手にはにらみ合う時以外は目を合わせず，時間も短い。この時の瞳孔は縮小して，「死んだような目」になっている。長いアイ・コンタクトは心理的に重要な意味があることを伝えようとしている。言い換えれば，アイ・コンタクトをしっかりとること自体が，相手に「重要なことを伝えますよ」というメッセージになる。このことは患者と接する時だけでなく，医師や他のスタッフとのコミュニケーションの際にもとても重要なポイントになるので，普段から意識しておくことが必要である。

また，**まばたき（瞬目）**も対人理解の上で重要な役割を果たしている。[3]まばたきをする理由には，大きく3つある。目の渇きを補うため。もう1つは何かものが飛んできた時に目を守るため。そして3つ目が情報処理に関連するものである。例えば緊張している，嘘をつかなければならないなど多くの情報処理を行うときに，まばたきは増える。

> **コラム**
>
> **まばたき（瞬目）**
>
> 　ノンバーバル（非言語的）コミュニケーションを意識して有効利用した代表と
> してJ．F．ケネディがいる。テレビ討論でそれまでの支持率を逆転させて，ア
> メリカ合衆国大統領になったと分析されている。それ以降，この観点からの研究
> が進んでおり，トエッチ，Jの調べではアメリカ合衆国大統領選挙においては，
> バラク・オバマの2回目の当選まで，テレビ討論でのまばたきの少ない候補者が
> 当選している。

（5）バーバル（言語的）コミュニケーション

　いくらノンバーバルコミュニケーションが重要だといってもそれだけでは
人間関係は進んでいかない。また言語を使ったコミュニケーションが取れる
生物は人間だけである。

　普段，目が合ったあと，言葉のやり取りをすることで人間関係が始まる。
つまり，相手とのコミュニケーションはノンバーバル（非言語的）コミュニ
ケーションを伴った**バーバル（言語的）コミュニケーション**ということにな
る。

　そこでのバーバル（言語的）コミュニケーションにとって重要なのは**自己
開示（Self-disclosure）**である。**自己開示**とは，自己に関する重要な情
報を特定の他者に対し，言語的に伝達することである。**アルトマン，I.& テ
イラー，D．A（1973）**[※4]によれば，この**自己開示**には「広さと深さ」がある
とされる。このことは相手との関係性によって，取り扱うテーマの自身との
関りや，重大さが変わってくることを意味する。初めてあった人との会話の
冒頭で「最近暑いですね」といった誰にでも共通のテーマになりうる天気の
ことを使うのはこのためである。

（6）電子コミュニケーション

　現代社会においては，SNSやメールなどによるコミュニケーションは，
生活の一部となっており，無関係でいることは困難な状況である。そこで，
電子コミュニケーションの特徴についての理解を深めておく必要がある。対
面的状況では外見から入る⇔メールは内面から入ることが特徴の1つ。また，

本当に親しい人とは顔を見る→声を聞く→メールなどの電子の順になる。

　この**電子コミュニケーション**のメリットとしては，まず対面的なコミュニケーションよりも地位の高低などによる力関係を弱め，議論が活発になることがあげられる。特に匿名性が高い場合，その傾向が顕著になる。その反面デメリットとしては，議論がエスカレートして攻撃的になる危険がある。新型コロナ禍初期のマスク不足が起きた際に，トイレットペーパーが買い占めにより不足する事態が起きた。これは匿名のSNS（Twitter）によるデマ情報が「拡散希望」により伝言ゲームのように一気に拡がったことによる。この時に情報の真贋を確認することが難しいのもSNSのような**電子コミュニケーション**の特徴となる。普段から**批判的思考**という自身や物事を客観的に見る癖を付けておくことで，むだに振り回されることを未然に防げるが，そんな簡単に見につくことではない。そこで，「出所がはっきりしない情報は全部デマ」くらいのスタンスが自分を守るためにも必要である。

3．開かれた質問（open-ended question）と閉ざされた質問（closed-ended question）

　近年，看護の世界でも，患者の精神的自立のための働きかけとして**開かれた質問**でかかわろうという動きになっている。実際に看護師国家試験に出題されることも多い（例えば第107回，第99回など）。それぞれがどのようなものかを理解した上で，使い分けができるようになっておく必要がある。
◎**閉ざされた質問**⇒**答の選択肢が少ない。**あまり考えなくても答えが出せる。
◎**開かれた質問**⇒**答の選択肢が多い。**あるは選択肢そのものがない。自分で考えないと答えが出ない。
　関わる方がこの2つを意識して，状況や内容によってしっかりと使い分けをすることが重要となる。
・当然**"やったかやらないか"**についてなどは**閉ざされた質問**で。
・**"なぜそうしたのか"**などは**開かれた質問**で，自分で考えさせる。
　ここで特に重要なのは，聞く方も自分の中の答を先に選択肢に含まないことにある。それによって，**"自分で答えを導き出した感"**＝**"自分の意志でやっている感"**につながる。そのことが**"やる気"**の向上につながる。そし

て，答えが出せない状況であった場合，徐々に質問の選択肢を狭くしていくようにする。この塩梅（あんばい）が上手な人が良い指導者になれる。

4．傾聴

（1）3つの「きく」

　看護の領域では「患者の話を傾聴しましょう」とよく言われる。ただし，ここで使われている**「傾聴」**の意味を正しく理解して使えている人は実は多くない。また，看護師の指導者ですら自身の経験から来る偏（かたよ）った不完全な知識に基づいた指導を行っていることすらある。そうなることの無いように**「傾聴」**も含めた**「きく」**の種類とその違いや効果などをしっかりと理解しよう。

　「きく」にはいろいろあるが大きく分けると3つになる。ここでは心理学の「注意」領域の情報処理理論から説明する。分かりやすく，漢字と英語でその違いを見ていく。

① 聞く（hear）：**音が耳に入ってくるという受動的なきき方**のこと。心理学では受動的注意に相当する。聞き流す，聞き捨てるという表現が出てくるのはこの「聞く」になる。

② 聴く（listen）：**能動的に耳を傾ける積極的なきき方**のこと。心理学では能動的注意に相当する。看護やカウンセリングの基本で称される“傾聴”はこの「聴く」を意味する。能動的注意であるので，対象に対して自分から情報処理を行っている状態となり，エネルギーを使い続けることが必要になる。カウンセリングは長くても1時間程度が多くなるのはこのためである。

③ 訊く（ask, question）：**自分のききたいことを相手に訊く**こと。その中で自分の知りたいことが決まっていて，そのことを訊くと“質問”になる。会話を深めるために“質問”の意味の「訊く」は必要である。しかしながら，「聞く」ことを組み合わせないと，相手は一方的に「探られた」という感覚になってしまう。また，相手の話したいことに頓着せずに訊いてばかりいると**「訊問（＝尋問，interrogate）」**になる。

　私たちはこの3つの「きく」を使いながらコミュニケーションをしている。

（2）「きく」の３つの段階

　「きく」には３つあることを踏まえて，コミュニケーションの３段階を説明する。これは状況や相手との関係によって変わってくるものである。

①　**雑談**：ただのおしゃべりや井戸端会議などその場だけの話で済む場合がこれに相当。結論を出す必要がなく，話がずれても支障がない。この場合は**「聞く」**でよい。いちいち詳しく聴かれたり気持ちにまで入ってこられると自分も相手も困る。

②　**会話**：情報交換や社交の話し合いなどがこれに相当。ここでは責任性や主体性が要求されるようになる。**「聞く」**と**「聴く」**を適当に散りばめていて，**「訊く」**が混ざるような状態。もっと親密になる前段階。

③　**対話**：互いの意見や考え，感情をやり取りする深い話し合いの段階。「対話」レベルで話し合うには，**お互いに「聴く」**ことが重要となる。

　人間関係を深めるためには**「雑談」**，**「会話」**レベルから，**「対話」**レベルにする必要がある。しかし，相手あってのことであり，「聴く」だけでなく，**「自己開示」**も重要となる。**「聴く」**ことはエネルギーが必要なので，常時「聴く」状態は疲れてしまうし，また相手が求めていない時もある。そこで，**「雑談」**，**「会話」**，**「対話」**を上手く使い分けられるようになると，人づきあいが上手な人という印象を周囲に与えることになる。

5．認知症高齢者との効果的なコミュニケーション

　高齢者・障害者など要介護者を持つ家族の精神的疲労は大きな問題である。そこで，認知症高齢者に対して効果的といわれるコミュニケーションのポイントを紹介する。

①　**自尊心を傷つけない**。失敗しても叱ったり，注意したりせずに，支持的にかかわるようにすることが自尊心を傷つけないことにつながる。

②　**情報は近づいて伝える**。少なくとも１メートル以内に近づいてから話しかける。また転倒防止のために後ろから声をかけないことも原則である。そして高齢者のペースに合わせるようにする。

③　**情報は簡潔に，先のことは伝えない**。認知症高齢者は時間の流れがあいまいになることがあり，今という点に生きている。そのため混同しないように簡潔に，一度に幾つものことを伝えない。

④ **納得の行くように話す。** その場の状況や高齢者のそのときの思いに沿った話しかけが効果的。

⑤ **分かる言葉を使う。** 認知症高齢者とのコミュニケーションチャンネルは方言，職業に関する言葉など個々の生活歴の中にある。それをこちら側が上手く探せると円滑なコミュニケーションにつながることがある。自分には興味がないからと言って，相手の話をむげにすることは，相手とのコミュニケーションのきっかけを自ら放棄していることになる。

⑥ **感情に働きかける。** 認知症がかなり進行した状態でも感情は保持されているので，笑顔や優しいしぐさで接することが大切。不安の強い高齢者にはボディタッチも効果的。しかし触られることを嫌う人や性的抑制が低下している人には考慮が必要である。

⑦ **高齢者の話に合わせる。** 認知症高齢者は事実ではないことを事実のように話すことがある。現実を知らせると混乱することもあるので，大きな問題がなければ高齢者の話に合わせる。

⑧ **現実を知らせる。** 何らかの理由で混乱している高齢者には現実を知らせる，「**現実見当識訓練（reality orientation）：ＲＯ**」が有効である。24時間折に触れて基本的情報（氏名，場所，曜日，時間など）を繰り返し与える。**ＲＯ**は高齢者に関わる人全員で一貫性のある方法で根気よく行うと効果がある。例えば，トイレの場所を教えるときに，"トイレ""便所""厠"などいろいろな言い方をそれぞれがしてしまうと，本人が混乱する。**ＲＯ**では１つの情報をシンプルに反復して伝えることがポイントになる。同じようなことが仕事の新人との関わりでも言える。同じようなことでも，違った言い方やニュアンスで伝えると，本人にとっては処理すべき情報が増えることになり，本人の負担が増えてしまったということが起こる。その結果，働きかけを多く行ったのに効果がなく，「この人は全然理解できない。」という評価が必要以上に増える。このことは，指導した側・指導された側双方にメリットが見当たらない。

⑨ **遠い昔の話をする。** **バトラー．Ｒ**（1963）[※5]が提唱した**回想法**という高齢者に効果の高い心理療法でも使用される技法。不安や焦燥感が強く，適応が難しい高齢者には効果的である。

以上のようにコミュニケーションについてまとめてきた。現在の医療は**「チーム医療」**として多職種・多領域が連携して対応することが多くなっている。その際に確実な情報共有がないと十分な対応ができないだけでなく，医療事故のようなエラーを起こすきっかけにもなってしまう。また，この情報共有には検査データのような客観的なものも，感情のような主観的なものも含まれいてる。この章で扱った内容をしっかりと理解し，実践することによって幅広い活動ができるようになることが求められている。

先生，新型コロナ禍で頻繁に使われるようになった「ソーシャルディスタンス」って心理学でも使われるんですか？

良い質問だね。元々は心理学の研究で使用されたものですよ。Hall（1966）[※6]が相手との関係性によって使用する距離を分類したものが基本です。まとめると次の表のような感じになるよ。（表15-1）

表15 – 1　Hall の対人距離の分類

---

❶　密接距離（intimate distance）：ごく親しい人に許される空間
近接相：0 - 15 cm で，抱きしめられる距離。
遠方相：15 - 45 cm で，頭や腰，脚が簡単に触れ合うことはないが，手で相手に触れるくらいの距離。

---

❷　個体距離（personal distance）：相手の表情が読み取れる空間
近接相：45 - 75 cm で，相手を捕まえられる距離
遠方相：75 - 120 cm で，両方が手を伸ばせば指先が触れあうことができる距離

---

❸　社会的距離（social distance）：相手に手は届きづらいが，容易に会話ができる空間
近接相：1.2 - 2 m で，知らない人同士が会話をしたり，商談をする場合に用いられる距離
遠方相：2 - 3.5 m で，公式な商談で用いられる距離。

---

❹　公共距離（public distance）複数の相手が見渡せる空間
近接相：3.5 - 7 m で，2 者の関係が個人的なものではなく，講演者と聴衆と言うような場合の距離。質疑応答は可能。
遠方相：7 m 以上で，一般人が社会的な要職にある人物と面会するような場合におかれる距離。質疑応答は難しい。

3つ目の社会的距離がソーシャルディスタンスだね。感染症対策のために取る距離が2～3mだったからこの用語を使っているみたい。でもこの研究を見て分かるように，相手の関係性と使う距離間の話をしているので，関係性を無視してむやみやたらにソーシャルディスタンスを使用するのは本来間違った使い方なんだよ。だから，WHO[※7]も最初は「ソーシャルディスタンス」と使用していたけれども，感染者に対する差別や偏見を助長する可能性があるからと，すぐに修正して，「フィジカルディスタンシング＝物理的な距離」表記に変更している。その時に日本では修正しなかったので現時点でも間違ったままの状態だけど，自治体によっては，例えば大阪府富田林市や大分県大分市のように，WHOの変更を受けて改称した所もあるよ。

そうなんですね！感染症的にはその通りでも，心理学的には間違っていることもあるんですね。勉強になりました！

このように，一見無関係に思えるところにも心理学の知見がたくさんあるから，これからも心理学に興味を持っていてね！

はい！ぜひそうしていきたいと思います！

第
15
章

コミュニケーション

参考・引用文献

※1　Mehrabian, A. (1972). Nonverbal communication. Aldine-Atherton.

※2　Cacioppo, J. T., & Petty, R. E. (1982). The need for cognition. Journal of Personality and Social Psychology, 42(1), 116–131.

※3　田多英興・福田恭介・山田冨美雄　編著，まばたきの心理学-瞬目行動の研究を総括する，北大路書房，1991

※4　Altman, I. and Taylor, D.A. (1973) Social Penetration: The Development of Interpersonal Relationships. Holt, Rinehart, & Winston, 459.

※5　Butler.R.N (1963) The life review:an interpretation of reminiscence in the aged. Psychiatry. (26) 65-76.

※6　ホール．E．T．（1970）『かくれた次元』日高敏隆・佐藤信行共訳，みすず書房．

※7　WHO, Coronavirus Disease 2019 (COVID-19), Physical Distancing. https://www.publichealthontario.ca/-/media/documents/ncov/factsheet/factsheet-covid-19-guide-physical-distancing.pdf?la=en　2022 年 3 月 29日検索

索　引

ザ・ベーシック・サイコロジー
これを知らなきゃ看護はできない心理学

著　者	おおいしたけのぶ 大石武信
発行人	中村雅彦
発行所	株式会社サイオ出版
	〒101-0054
	東京都千代田区神田錦町 3-6　錦町スクウェアビル 7 階
	TEL 03-3518-9434　FAX 03-3518-9435
カバーデザイン	Anjelico
DTP	メデューム
本文イラスト	佐藤　尚, 鈴木弘子
印刷・製本	株式会社朝陽会

2022年10月20日　第 1 版第 1 刷発行